*Mit einer Heilungserfahrung von Angelika Steiger-Cöslin
und der Lebensgeschichte von Johnny Grasser*

BusinessVillage

Holger Jungandreas

Optimal optimistisch – Lebensfreude als Medizin

Wie dich ein positives Mindset heilen kann

BusinessVillage

Holger Jungandreas
Optimal optimistisch – Lebensfreude als Medizin
Wie dich ein positives Mindset heilen kann
1. Auflage 2024
© BusinessVillage GmbH, Göttingen

Bestellnummern
ISBN 978-3-86980-741-6 (Druckausgabe)
ISBN 978-3-86980-742-3 (E-Book, PDF)
ISBN 978-3-86980-743-0 (E-Book, EPUB)

Direktbezug unter www.BusinessVillage.de; PB-1185

Bezugs- und Verlagsanschrift
BusinessVillage GmbH
Reinhäuser Landstraße 22
37083 Göttingen
Telefon: +49 (0)5 51 20 99-1 00
E-Mail: info@businessvillage.de
Web: www.businessvillage.de

Layout und Satz
Sabine Kempke

Zeichnungen
Sabine Kempke

Autorenfoto
Umschlag: Erwin Klasen: https://foto-trier.de/erwin-klasen
Seite 7: Axel Patejdl, www.n8fang.com

Druck und Bindung
www.booksfactory.de

Inhalt

Über den Autor

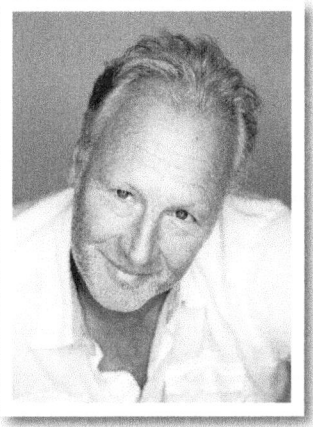

Holger Jungandreas ist ein erfahrener Mentalcoach, mehrfacher Buchautor und Speaker. Sein Motto ist:

Irgendwas. Geht. Immer.

Er ist diplomierter Sportwissenschaftler und Mentaltrainer und hat sich auf das Thema »positive Lebenseinstellung« spezialisiert.

Für den in Trier lebenden Coach und Keynote-Speaker ist Pessimismus heilbar. Und das bringt er seit vielen Jahren in seinen Seminaren, Trainings und Vorträgen rüber.

Kontakt
E-Mail: info@holgerjungandreas.de
Web: www.holgerjungandreas.de

Genderhinweis

Der Einfachheit halber habe ich das generische Maskulinum gewählt. Natürlich werden dabei Männer und Frauen gleichermaßen angesprochen. Es liegt mir fern, einen Menschen aufgrund seines Geschlechts in irgendeiner Form zu diskreditieren.

Ebenso habe ich die vertraute Du-Form gewählt. Meines Erachtens fühlen sich Leser so klarer angesprochen als bei dem eher distanzierten Sie.

Prolog:
»Na, dann mach mich mal gesund«

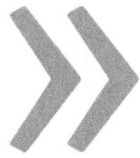

*Ein glücklicher Mensch
sorgt für seinen Körper –
ist gesund!*

Lissa Ranking, US-amerikanische Autorin und Ärztin

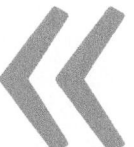

Vorsicht! Dieses Buch macht weder gesund noch gesünder. Es macht dich auch nicht fit oder fitter, dünn oder dünner, glücklich oder glücklicher. Dieses Buch ist keine Zauberpille. Wer sich Wunder erhofft, wird enttäuscht werden. Wer sich jedoch auf Beobachtungen, wissenschaftliche Untersuchungen und Erkenntnisse von Medizinern jenseits des klassischen oder alten Mainstream-Denkens einlassen möchte, wird auf den folgenden Seiten Inspiration finden.

Dieses Buch ist auch kein Buch, das Ärzte, medizinisches Fachpersonal und Pflegeprofis ersetzen will. Im Gegenteil. Ich würde mich sogar sehr freuen, wenn möglichst viele Angehörige der Heilberufe für sich Nutzen aus diesem Buch ziehen würden. Denn dieses Buch ist keine esoterische Alternative zur klassischen Medizin. Mein Leben lang habe ich beruflich sehr eng mit Medizinern zusammengearbeitet und werde es weiterhin sehr gerne tun.

Aber, und hier kommt nun das Buch zum Einsatz, alle Hilfe und Unterstützung nutzen rein gar nichts, wenn du selbst nicht mitmachst; wenn du Behandlungen nur mit der Einstellung »Na, dann mach mich mal gesund ...« akzeptierst. Denn mit einer solchen Haltung übergibst du die Verantwortung für dich dem Arzt. Und das funktioniert in den meisten Fällen weniger gut als erhofft. Es werden hochwirksame Medikamente verschrieben und die sogenannte Apparatemedizin läuft auf Hochtouren. Doch die Gesundung tritt nicht ein. Es ist eher wie beim Rasenmähen – oberflächlich. Der Rasen wächst nach, die Symptome werden eingedämmt. Immer und immer wieder.

Das Buch zeigt, welche Chancen auf Genesung und Heilung bestehen, wenn zur schul- oder alternativmedizinischen Expertise eine optimistische Grundhaltung hinzukommt. Es ist die unmittelbare Fortsetzung meines Buches »Optimal optimistisch – Irgendwas geht immer«. In diesem Ratgeber beschreibe ich, wie du in sieben Schritten deine Lebenseinstellung so veränder kannst, dass du zukünftig schneller und glücklicher zum Erfolg kommst. Für diejenigen, die das Buch nicht gelesen haben, merke ich an, dass der Begriff »Erfolg« weit gestreut ist. Oftmals wird nur finanzielle oder berufliche Zielerreichung als Erfolg gesehen. Das ist aber falsch. Ich empfehle,

Erfolg immer mit den eigenen individuellen Zielen zu verbinden. Also mit den Dingen, die dich umtreiben, die dich begeistern und die letztlich auch zu dir passen. Erfolg ist nicht immer das, was andere darin sehen. Am Ende zählt, was für dich wichtig ist.

Es können Ziele im persönlichen Bereich sein, zum Beispiel endlich einen passenden Partner zu finden oder X Kilo abzunehmen. Oder es ist dein Ziel, einfach glücklich und zufrieden zu werden und zu bleiben. Es könnten berufliche Ziele sein, zum Beispiel, das Quartalsergebnis mit dem Faktor X zu verbessern, oder der Plan, zu einem bestimmten Zeitpunkt Abteilungsleiter zu werden. Es könnten auch sportliche Ziele sein, wie das Sportabzeichen zu erwerben, den Halbmarathon unter einer Stunde und dreißig Minuten zu laufen, die Meisterschaft mit deiner Fußballmannschaft in eurer Liga zu erringen oder, oder, oder.

Auch im gesundheitlichen Kontext kann sich dein persönlicher Erfolg ausdrücken. Ein bestehendes Gesundheits- und Vitalitätslevel zu erhalten, kann dein wichtiges Ziel sein, vor allem wenn dir Prävention wichtig ist. Genauso gut kann es darum gehen, eine Krankheit erfolgreich zu überstehen und wieder, im Sinne der Rehabilitation, zu gesunden. Und schließlich: eine bestehende chronische Erkrankung zu kompensieren, mit ihr leben zu lernen, sodass eine zufriedenstellende Lebensqualität aufgebaut und erhalten werden kann. Es gibt nicht nur die Zustände »krank« und »gesund«. Gesundheit ist vielmehr ein dynamischer Prozess. Sie will immer wieder neu erreicht, wiederhergestellt und aufrechterhalten werden.

Doch wie machst du das ganz konkret? Die Medizin und medizinisches Fachpersonal können dir in der Analyse deines Gesundheitszustandes helfen, aber Medizin allein macht dich nicht gesund. Um gesundheitliche Ziele erreichen zu können, benötigst du eine positive Lebenseinstellung. Sie ist nicht nur Grundvoraussetzung, sondern viel mehr als das. Eine, nein besser deine positive Lebenseinstellung kann dein Erfolgs- und hier ganz konkret dein Gesundheitsbooster sein. Sie ist hochwirksam und garantiert ohne Nebenwirkungen.

Ich selbst habe immer wieder in meinen vielen Jahren als Leiter einer Gesundheitsinstitution in Trier erlebt, wie wichtig die passende Einstellung für die eigene Gesundheit und das Erreichen der eigenen ganz persönlichen Gesundheitsziele ist. Meine Beobachtungen haben mich immer verwundert zurückgelassen. Warum ist der eine, der pedantisch auf seine Gesundheit achtet, der nicht raucht und trinkt, sich gesund ernährt und ausreichend bewegt, unglücklich und spricht nur über das eine Thema, nämlich seine Krankheit? Wohl wissend, dass ein gesunder Lebensstil ihm viele gesunde Jahre bescheren kann. Und der andere trinkt und raucht, bewegt sich zu wenig, ist übergewichtig, aber eine Frohnatur, die nichts erschüttern kann und bei dem sich die Ärzte die Augen reiben und konstatieren: »Sie sind kerngesund«.

Genau solche Situationen habe ich oft erlebt. Das hat mich sehr beschäftigt. So wollte ich auch beruflich in dieses Thema eintauchen.

Mit fünfundzwanzig Jahren gründete ich den Gesundheitspark in Trier und leitete auch die ersten Herz-Kreislauf-Gruppen mit dem Ziel, dass die Teilnehmer messbar gesünder und fitter werden. Das Hauptaugenmerk lag auf dem Blutdruck und der Herzfrequenz. Beide Parameter sollten durch die Unterstützung der sporttherapeutischen Maßnahmen langfristig sinken und die Herzarbeit ökonomisieren. Nach einem Jahr regelmäßigen, moderaten Ausdauertrainings wurde das Präventionsziel bei über fünfundneunzig Prozent der Teilnehmer erreicht. Vorausgesetzt, die Teilnehmer nahmen die Sache ernst und kamen regelmäßig zweimal wöchentlich zum Training. Die meisten freuten sich über das Erreichte und waren zusätzlich motiviert, auch zu Hause etwas zu tun. Sie änderten ungesunde Gewohnheiten, ernährten sich gesünder oder gaben das Rauchen auf.

Aber es gab auch einen bestimmten Prozentsatz von Teilnehmern, die scheinbar in einer pessimistischen Dauerschleife gefangen waren. Ihr Lieblingsthema war und blieb ihre Krankheit. Auch wenn die physiologischen Erfolge deutlich sichtbar und messbar waren. Und schlimmer noch: Man sah diesen Menschen an, dass sie in einer mentalen Untiefe gefangen waren. Ihre

Körperhaltung könnte man als geschlossen bezeichnen, war eher gebückt, der Blick nach unten gerichtet, genauso wie die Mundwinkel. Und das Thema, mit dem sie sich beschäftigten, über das sie mit allen sprechen wollten, auch mit denen, die es nicht hören wollten, war, wie gesagt, ihre Krankheit. Und in dem Moment geschieht immer etwas Magisches: Wir hören zu. Wir sind gut erzogen, haben Empathie, neigen den Kopf etwas zur Seite, um Verständnis und Mitleid zu zeigen, und signalisieren dem Gegenüber: Du bist wichtig!

Dieser hat somit sein Ziel erreicht. Man hört ihm zu, was ihm zunächst einmal guttut. Der Zuhörer versucht, ihn aufzumuntern, und lässt sich auch beim ersten »Aber, es hat keinen Zweck ...« noch nicht unterkriegen. Er versucht weiter, ihn davon zu überzeugen, dass Genesung möglich ist. Beim zweiten pessimistischen Vorstoß mit einem erneuten »aber ...« verliert er langsam die Fantasie für weitere Optimismus-Angriffe. Spätestens nach der dritten oder vierten resignierenden, von Selbstmitleid dominierten negativen Reaktion kapituliert jeder und versucht irgendwie der Situation zu entfliehen. Jeder, der es gut mit seinem sichtbar leidenden Gegenüber gemeint hatte, gibt sich irgendwann geschlagen.

Der österreichische Arzt und Autor Ruediger Dahlke hat es wie folgt formuliert: »Mit Krankheit und Tod ist unsere Welt erpressbar. Durch Krankheit bekommt man das, was man ohne Symptome niemals bekäme: Zuwendung, Anteilnahme, Aufmerksamkeit, Freizeit, Hilfe, Kontrolle über andere. Dieser Krankheitsgewinn verhindert nicht selten die Heilung« (Dahlke 2008).

Warum wird Heilung verhindert? Weil der Betreffende sein Denken auf Krankheit programmiert und fokussiert hat. Nach einem solchen Dialog (meistens ist es eher ein Monolog) fühlt er sich für kurze Zeit erleichtert, sein Leid mit einem Zuhörenden geteilt zu haben. Das verfliegt aber nach kurzer Zeit wieder. Wie bei einem Süchtigen, bei dem die Wirkung der Droge nachlässt.

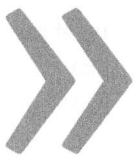

Den meisten von uns wird ständig eine zum System erhobene Heuchelei abverlangt. Ohne Folgen für die Gesundheit kann man sich nicht tagtäglich anders geben, als man fühlt, sich für etwas einsetzen, was man nicht liebet, sich über etwas freuen, was einem Unglück bringt. Das Nervensystem ist kein leeres Wort, keine Erfindung. Es ist ein aus Fasern bestehender physikalischer Körper. Unsere Seele nimmt einen Platz im Raum ein und sitzt in uns, so wie die Zähne im Mund sitzen. Man kann ihr nicht endlos ungestraft Gewalt antun.

Boris Paternak, »Doktor Schiwago«, 1957

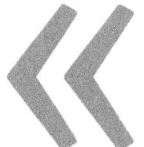

Die Programmierung oder auch Prägung für ein solches Verhalten findet sich meist in der Kindheit. Wenn ein Kind ausschließlich bei einer Erkrankung die Liebe, Aufmerksamkeit und Zuwendung in der notwendigen Dosis erhält, die es zu einer positiven Entwicklung zwingend benötigt, assoziiert es für den Rest des Lebens Krankheit mit dem Erlangen von Liebe, Aufmerksamkeit und Zuwendung.

Doch nun zurück zum Gesundheitsbooster »positive Lebenseinstellung«: Unsere Lebenseinstellung ist ein wesentlicher Baustein in der Therapie akuter und chronischer Erkrankungen. Ändere deine Einstellung zu deinem Körper und zu deiner Heilung und du wirst sehen, dass du Wunder bewirken kannst. Denke positiv in jedem Moment und ein erster Schritt ist schon getan.

Positives Denken?
Ehrlich gesagt hasse ich diesen Slogan. Denn der Begriff »Positives Denken« ist mir zu einseitig. Vor allem wird er gerne missverstanden und falsch verwendet. Nur auf dem Sofa zu liegen und sich zu sagen: »Alles ist gut«, reicht nicht aus. Es klingt nicht nur zu einfach, zu leicht, um wahr zu sein, es ist es auch. Nur mit dem Denken allein ist in dieser Welt selten etwas erreicht worden. Positives Handeln kommt der Sache schon näher, impliziert es doch eine Aktion, das Handeln, eine konkrete Umsetzung, ohne die nichts möglich wäre. Oder wie es die neunjährige Mareike ausdrückt: »Wenn man gesund sein will, muss man auch etwas tun, man kann nicht einfach dastehen und warten, bis die Gesundheit vom Himmel runterfällt.«

Kommst du ins positive Handeln, kannst du in sieben magischen Schritten deine Lebenseinstellung verändern oder optimieren. Auf den folgenden Seiten liest du, wie du so für dich und deine ganz besondere, individuelle Situation einen Gesundheitsbooster schaffen kannst. Freue dich darauf. Es wird spannend!

Holger Jungandreas
Trier, im Januar 2024

1.
Wie ich die Selbstheilungskräfte für mich entdeckte

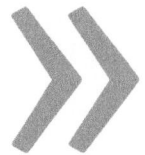

Positive Gedanken sind das stärkste Mittel in der Vorsorgemedizin.

John Diamond, US-amerikanischer Autor und Arzt

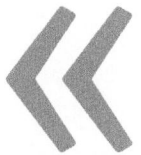

Das Phänomen der Selbstheilung hat mich bereits als Kind schon fasziniert. Natürlich kannte ich damals die Magie der Selbstheilung noch nicht, aber ich war gut im Beobachten. Als junger Fußballer musste ich mich hauptsächlich auf Hartplätzen tummeln. Mit der Folge, dass Hautabschürfungen an der Tagesordnung waren. Meine Mutter hat mich dann in die Badewanne gesteckt, damit die Blutkrusten aufweichten und ich nicht permanent daran kratzen konnte, sodass sie wieder blutig wurden. Natürlich habe ich in der Badewanne weiter gekratzt. Durch das warme Wasser ging es ja wesentlich leichter. Aber immer mit dem Gedanken:»The same procedure as last week«. Die Haut wächst wieder zu, bis zum nächsten Spiel oder Training. Immer und immer wieder. Ohne Unterlass heilt der Körper immer wieder. Ich selbst brauchte nichts zu tun. Es dauerte schlicht sieben Tage, dann waren die Schürfwunden jedes Mal wieder geschlossen. Der Körper heilt sich selbst, genau wie bei einem Schnupfen, ebenfalls in sieben Tagen, und wie bei einem Knochenbruch, bei dem die Knochen nach ein paar Wochen wieder zusammenwachsen. Unser Immunsystem als innerer Doktor leistet mit seinen Reparaturen ganze Arbeit.

Schon damals habe ich in meiner naiven kindlichen Welt konstatiert, wenn der Körper sich bei kleinen blutigen Wunden, bei Erkältungen oder Knochenbrüchen innerhalb von wenigen Tagen oder Wochen selbst heilt, dann macht er das sicher auch bei größeren Verletzungen, bei Krankheiten und ernsthaften Erkrankungen. Stimmt doch, oder?

Die Immunologie oder der Selbstreparationsmechanismus des Körpers

Die Autorin und Ärztin Lissa Rankin schreibt, dass der Körper sich tatsächlich selbst reparieren kann. Allerdings gibt es hierbei noch ein kleines Detail zu beachten. Der Körper kann sich am besten in Entspannungssituationen regenerieren und reparieren. Die Aktivierung des sogenannten Ruhenervs, des Parasympathikus, hilft dem Körper gewissermaßen, in den Regenerationsmodus zu schalten. Ist der Parasympathikus aktiviert, dann befindest du dich in einem Alphabewusstseinszustand. In einem Zustand zwischen Schlaf und absoluter Wachheit. Ich muss zugeben, als zwölfjähriger Junge befand ich mich hauptsächlich in diesem Zustand. Kinder leben in ihrer eigenen Welt und besonders gerne eben in jenem Entspannungszustand. Der Körper repariert sich dann unmerklich selbst. Jedes Kind nimmt diese Tatsache, ohne auch nur einen Gedanken zu verschwenden, intuitiv hin. Es vertraut. Das Urvertrauen funktioniert noch.

Das Thema »Gesundheit« ließ mich nicht los. Ich studierte Sportwissenschaften mit dem Schwerpunkt Sportmedizin. Ich hätte auch gerne ein Studium der Humanmedizin begonnen, dafür war aber mein Abi-Notendurchschnitt leider zu schlecht. Im Nachhinein betrachtet, bin ich durch die Fügung des Schicksals sehr glücklich geworden.

Meine Gedanken um die Selbstheilungskräfte des Körpers entwickelten sich weiter und ich fragte mich: »Warum schlucken die Menschen so viele Medikamente, anstatt sich durch eine gesunde Lebensweise selbst zu heilen?« Durch das Studium der Sportwissenschaft lag der Fokus meiner beruflichen Interessen logischerweise auf gesunder Bewegung. Durch ein regelmäßiges moderates, kontrolliertes und überwachtes körperliches Training wollte ich die Menschen gesünder und glücklicher machen. Die Erfolge blieben nicht aus. Mit knapp fünfundzwanzig Jahren gründete ich den Gesundheitspark Trier und war ihm auch über dreißig Jahre lang treu. Die Teilnehmer in unseren Kursen wurden objektiv fitter und gesünder. Aber bei vielen kam das nicht im Kopf an, wie ich feststellte. In ihrer Selbstwahrnehmung und in ihrer Einstellung waren sie noch immer krank. Nachdem ich mich zusätzlich mit Mental- und Motivationstrainings auseinandersetzte, wurde mir immer klarer, dass der Mensch ein ganzheitliches Wesen ist. Körper, Geist und Seele müssen im Einklang sein, um innerlich und äußerlich wirklich gesund zu werden oder zu bleiben.

Die Weltgesundheitsorganisation (WHO) hat 1948 Gesundheit nicht nur als das »Freisein von Krankheit und Gebrechen« definiert.

Gesundheit entsteht im Inneren

Erfolg hat mit unserer Einstellung zu tun und beginnt daher im Kopf. Gesundheit kann somit ein Synonym für Erfolg sein. Das ist nicht anders als Erfolg im Business, im Sport oder in der Persönlichkeitsentwicklung. Ein positives, auf Gesundheit ausgerichtetes Mindset ist das genaue Gegenteil von »Mach mich bitte mal gesund«.

Mit einer positiven Lebenseinstellung bist du motiviert, dich um dich selbst zu kümmern. Die Umsetzung einer gesunden Lebensweise mit regelmäßiger Bewegung, achtsamem Umgang mit Stress, ausgewogener Ernährung und selbstverständlich rauchfrei, fällt dir leicht. Du steigst in einen positiven, vitalen Kreislauf ein. Ein gesunder Lebensstil macht gesund. Das motiviert, du bleibst dabei und konservierst deinen Optimismus.

Ein Teufelskreis von Krankheit und negativer Stimmung kann im Umkehrschluss entstehen, wenn du ungesund lebst, nicht aktiv bist, Drogen nimmst und keine Lust dazu hast, dich in irgendeiner Form um dich selbst zu kümmern. Du nimmst eine ganze Batterie von Medikamenten ein mit der Gewissheit, sie halten dich, in welcher Qualität auch immer, am Leben. Einfach so. Ohne eigenes Zutun.

Professor Jörg Spitz, Arzt für Nuklear- und Ernährungsmedizin, schätzt die Todeszahlen weltweit durch einen nicht »artgerechten Lebensstil auf 41 Millionen Tote« pro Jahr (Spitz 2011). Der Körper ist ein Spiegel unserer Lebensweise. In ihm reflektiert sich die Summe unserer Lebenserfahrungen. Und final entscheidet der Kopf, unsere innere Einstellung, ob es gut oder schlecht ausgeht. Spitz betont, dass es der »Lebensstil ist, der darüber entscheidet, welche Gene abgelesen werden«. Demnach sind alle Potenziale, gesund zu bleiben oder zu werden, bereits vorhanden. Wir müssen sie nur aktivieren. Die Qualität und der Umfang der von uns durchgeführten Aktivierungen hängen wiederum mit unserem Mindset, unserer Einstellung zu uns selbst und zu unserem Körper, zusammen.

Eine positive Lebenseinstellung ist noch keine Garantie für eine gute Gesundheit, aber die Psyche spielt eine bedeutende Rolle, genauer gesagt eine viel bedeutendere Rolle, als Mediziner noch vor wenigen Jahren dachten. Denn es gibt eine starke Wechselwirkung zwischen Psyche und unserem Immunsystem beziehungsweise den Selbstheilungskräften des Körpers. Jüngste Forschungsergebnisse sind sehr ermutigend und deuten darauf hin, dass eine positive Einstellung nicht nur zu einem gesünderen Lebensstil und einer besseren psychischen Gesundheit führen kann, sondern auch die körperliche Gesundheit fördert und damit das Leben verlängern kann.

Der Neurowissenschaftler Gerald Hüther (2013) merkt an, dass »Betroffene ihre Situation mitunter verbessern können, wenn sie ihre schwere Erkrankung bewusst annehmen und versuchen, ihr positive Gedanken entgegenzusetzen«.

Die Autorin und Internistin Wendy Schlessel Harpham bekam vor rund dreißig Jahren die Diagnose Lymphdrüsenkrebs. Sie überstand fünfzehn Jahre Behandlungen und acht Krebs-Rückfälle. Am Ende hat sie ihre Lebenseinstellung radikal geändert. Fortan umgab sie sich mit Menschen, die positiv waren, und führte eine Art Dankbarkeitstagebuch. Sie fokussierte sich auf das Positive im Leben und ist seit siebzehn Jahren symptomfrei. Über ihre Heilung sagt sie (1994): »Die Förderung positiver Emotionen hat dazu beigetragen, dass mein Leben nicht besser sein könnte. Sie haben harte Zeiten einfacher gemacht, obwohl sie für meine Krebszellen keinen Unterschied machten.«

Wenn eine Ärztin vor dem Hintergrund ihrer schulmedizinischen Ausbildung solche Erfahrungen kundtut, wirkt es glaubhafter und auch motivierender für jeden Betroffenen, als wenn fachfremde Personen oder medizinische Laien ihre Erlebnisse berichten. Und wenn Forschende beeindruckende Studien über den Zusammenhang von Gesundheit und positiven Emotionen liefern, kann das uns alle nur anspornen, bei Erkrankungen nicht nur an medizinische Hilfe zu denken, sondern zusätzlich die eigene Einstellung zur Krankheit grundlegend zu ändern.

Fördere deine positiven Emotionen

Die Medizin-Professorin Judith T. Moskowitz von der Northwestern University Feinberg School of Medicine in Chicago hat acht Fähigkeiten benannt, die helfen, ebenjene positiven Emotionen zu fördern. Das entscheidende Ziel: Der Mensch soll mithilfe bestimmter Techniken und Fähigkeiten lernen, sich auch in einer gesundheitlichen Krise glücklicher, entspannter und zuversichtlicher zu fühlen. In von ihr durchgeführten Studien wurde jeder Teilnehmer motiviert, mindestens drei der von ihr identifizierten acht Fähigkeiten zu erlernen und sie täglich einzuüben.

Acht Fähigkeiten für positive Emotionen
nach Judith T. Moskowitz (2017)

1. Jeden Tag ein positives Erlebnis erkennen.

2. Koste diesen Moment aus, schreib ihn auf oder erzähle jemandem davon.

3. Beginne, ein Dankbarkeitstagebuch zu schreiben.

4. Schreibe eine positive Eigenschaft von dir auf und beobachte, wie du sie einsetzt.

5. Setze dir ein erreichbares Ziel und beobachte deinen Fortschritt.

6. Schreibe etwas auf, das dir wenig Stress bereitet, und finde Strategien, wie du dem Ganzen etwas Positives abgewinnen kannst.

7. Erkenne und übe täglich gütige Taten.

8. Richte deine Aufmerksamkeit auf das Hier und Jetzt und nicht auf die Vergangenheit oder Zukunft.

Die amerikanische Forscherin und ihr Team haben beobachtet, dass Menschen mit HIV, Typ-2-Diabetes und anderen chronischen Krankheiten länger lebten, wenn sie diese Fähigkeiten erlernten und positive Emotionen zeigten. Die HIV-Patienten nahmen ihre Medikamente ordnungsgemäß ein und benötigten weniger Antidepressiva, um mit ihrer Krankheit zurechtzukommen. Die Motivationslage, selbst etwas aktiv am Lebensstil positiv verändern zu wollen, stieg signifikant.

In einer weiteren Untersuchung mit neunundvierzig Patienten mit Typ-2-Diabetes half ein Onlinekurs, in dem die Patienten lernten, sich auf positive Emotionen zu konditionieren. Die Patienten empfanden weniger Stress und ihre Situation als weniger belastendend. Die Folge war, dass die Diabetiker ihren Blutzucker besser kontrollierten, sich mehr bewegten und gesünder ernährten. Einige rauchten sogar weniger. Alle verringerten so insgesamt ihr Sterberisiko. Die Teilnehmer hatten Lust, mehr auf sich zu achten, ihr Risikoprofil zu entschärfen und, ganz wichtig: ihre Aufmerksamkeit auf die schönen Dinge im Leben zu richten.

Der bestehende Onlinekurs zum Einüben positiver Gefühle wurde dann in einer weiteren Pilotstudie mit neununddreißig Frauen mit fortgeschrittenem Brustkrebs eingesetzt. Auch in dieser Testumgebung verringerten sich laut Dr. Moskowitz Depressionen signifikant. Insgesamt ist die Forscherin sicher: Eine positive Lebenseinstellung verbessert die Lebensqualität von Patienten und folglich auch ihre Gesundheit.

Optimismus als Überlebensstrategie

Belastenden Stresssituationen durch eine zuversichtliche Einstellung und mit positiven Gedanken zu begegnen, kann bisweilen eine wirkungsvolle Überlebensstrategie sein. Denn die Wirksamkeit eines solchen Vorgehens ist keine Glaubensfrage, sondern ebenfalls durch eine Studie über Grenzerfahrungen des US-amerikanischen Psychiaters Dennis Charney von der Mount Sinai School of Medicine in New York wissenschaftlich belegt. Charney und sein Team interviewten rund siebenhundertfünfzig Kriegsveteranen, die während des Vietnamkrieges sechs bis acht Jahre in Kriegsgefangenschaft verbracht und sich als besonders widerstandsfähig erwiesen hatten. Obwohl viele der Soldaten gefoltert wurden und Einzelhaft ertragen mussten, lagen keinerlei posttraumatische Belastungsstörungen oder Depressionen vor. Das Forscherteam um Charney eruierte, warum manche Gefangene zum Teil schwere psychische Störungen entwickelten und manche eben nicht. Dabei entdeckte er zehn Eigenschaften, die besonders belastbare Soldaten vom Durchschnitt unterschieden. Als er diese nach ihrer Häufigkeit anordnete, kam er zu einem eindeutigen Ergebnis: Auf dem ersten Platz stand der Optimismus, die Gewissheit, dass alles gut enden würde. Auf Platz zwei lag Altruismus. Wenn man sich um andere kümmert, aufmerksam ist, hilft und mit anpackt, hilft man im Umkehrschluss sich selbst. Wichtig waren aber auch Humor, soziale Kontakte unter den Gefangenen und ein Sinn im Leben, Antworten auf die Frage »Was plane ich, wenn ich hier endlich raus bin?« zu finden.

James Stockdale, ein hochdekorierter Vietnamveteran, ist ein Beispiel dafür. Er überlebte als Kriegsveteran siebeneinhalb Jahre im berüchtigten vietnamesischen Kriegsgefangenenlager Hoa-Lo, von den amerikanischen Insassen spöttisch »Hanoi-Hilton« genannt. Stockdale war der ranghöchste Marineoffizier, der am 9. September 1965 als Kriegsgefangener einsaß. Er musste über die Jahre schwerste psychische und physische Folter ertragen. Trotzdem schaffte er es, mit einer stabilen optimistischen Einstellung die Jahre zu überstehen und fest daran zu glauben, dass Resignation nicht der richtige Weg ist, sondern die Gewissheit, dass diese schwere Zeit endlich ist. Sie war dann auch am 12. Februar 1973 für ihn zu Ende. Psychische Beeinträchtigungen wurden trotz der langen und grausamen Zeit bei ihm dennoch nicht festgestellt.

»Optimismus ist einer der psychologischen Faktoren, die ein Menschenleben verlängern können«, sagt daher auch Lewina Lee von der Boston University School of Medicine. Sie stützt sich auf eine Studie über die Gesundheit und Lebenserwartung von Optimisten und Pessimisten. Dr. Lee und ihr Forscherteam verglichen die Lebensstile und individuellen Krankheitsgeschichten von nicht weniger als rund siebzigtausend Krankenschwestern und eintausendvierhundertneunundzwanzig Veteranen. Die Ergebnisse ihrer umfassenden Untersuchungen waren eindeutig: Die Frauen in der besonders optimistischen Gruppe lebten um fünfzehn Prozent länger als die Frauen in der Pessimistinnengruppe. Die Wahrscheinlichkeit, dass die Optimistinnen älter als fünfundachtzig Jahre werden, lag sogar um fünfzig Prozent höher als bei den eher schwarzsehenden Probanden. Beeindruckend, besonders wenn wir berücksichtigen, dass die Forschenden aus Sorgfalt ausschließlich Menschen mit ähnlichen Lebensbedingungen verglichen, um andere Faktoren auszuschließen. Ins Auge stach, dass selbst bei mittelmäßig gesunder Lebensführung die Positiv-Denker immer noch ein bisschen länger lebten als die pessimistisch Gestimmten. Der Grund hierfür könnte eine ausgeprägte Resilienz – also Widerstandsfähigkeit in schwierigen Situationen – sein, die sich eben auch auf die physische Gesundheit auswirkt.

Positiv denkende Menschen meistern Krisen besser und kommen in der Regel schneller wieder auf die Beine als Pessimisten. Sie erholen sich schneller von Krisensituationen und auch von Krankheiten. Das gilt nicht nur für Menschen in den USA, sondern auch für unseren Kulturkreis. Der Psychologe Ralf Schwarzer fand bei sechshundert Herz- und Lungenpatienten heraus, dass Optimisten sich nach einer Operation besser erholten, zufriedener waren und schneller wieder an den Arbeitsplatz zurückkehrten.

Der positive Zusammenhang zwischen Optimismus und Gesundheit ist durch die medizinische und psychologische Forschung bestätigt. Nicht irgendwelche Gesundheitsapostel, schillernden Motivationsgurus oder Esoteriker, sondern wissenschaftliche Studien mit teilweise großen Fallzahlen verkünden uns diese Botschaft. Haben wir eine ausgeprägte Fähigkeit zur Resilienz, funktioniert unser Immunsystem so, wie es sein soll.

Das Immunsystem funktioniert dabei nicht nur im normalen Modus, wir können es sogar mittels einer positiven inneren Haltung ankurbeln. Ein Forscherteam um Dr. Elise Kalokerinos von der University of Queensland in Australien fand über eine Studie heraus, dass wir mit einem positivem Mindset das Immunsystem wirkungsvoll stärken können. Fünfzig Studienteilnehmern im Alter von fünfundsechzig bis neunzig Jahren wurden Fotos mit angenehmen sowie mit unangenehmen Motiven gezeigt, an die sich die Probanden später erinnern sollten. Währenddessen wurde ihnen Blut abgenommen. Das Ergebnis zeigte, dass diejenigen, die sich vornehmlich an positive Motive erinnerten, mehr Antikörper im Blut hatten. Das Immunsystem war demnach leistungsfähiger als bei denen, die sich die negativen Fotos gemerkt hatten.

Den Fokus in dem Zusammenhang eher auf die positiven Motive zu legen, ist ein Indiz für eine positive Lebenseinstellung. Die daraus folgende Erkenntnis kann gar nicht oft genug wiederholt werden: Durch ein positives Mindset werden Infekte besser abgewehrt. Sonnige Gemüter sind widerstandsfähiger, können Krankheitserreger leichter abwehren.

Der berühmte US-amerikanische Glücksforscher Martin Seligman (2005) drückt es drastisch aus:»Hoffnungslosigkeit und chronische Unzufriedenheit sind der Nährboden für Krankheiten.«

Mit einer positiven Lebenseinstellung an Dinge heranzugehen und achtsam mit seinem Körper und seiner Seele umzugehen, zahlt sich also aus.

So sehen das auch die Forscher um Donald Cole vom Institute for Work and Health in Toronto. Sie haben sechzehn Studien über den Zusammenhang von Optimismus und Gesundheit der letzten dreißig Jahre ausgewertet. Coles Gruppe untersuchte die Einstellung der Patienten zu einem medizinischen Eingriff und deren Folgen für die Heilung. Das Ergebnis überrascht nicht.

Eine optimistische Einstellung zum Ausgang eines medizinischen Eingriffs hilft bei der Genesung.

Dies galt bei vielen Beschwerden, angefangen bei Rückenschmerzen bis hin zu chirurgischen Eingriffen am Herzen. Ängstliche oder pessimistische Patienten erholten sich nicht so schnell wie Optimisten. Cole (2001) betonte: »weniger Schmerz nach einer Operation stand in direktem Zusammenhang mit besseren, positiven Erwartungen«. Der Arzt sieht in den Erkenntnissen neue Wege, wie Arbeitgeber, Mediziner und Familienmitglieder einer Person helfen können, gesund zu werden.

Ein positives Umfeld und optimistische Behandler helfen

Der zuversichtliche Umgang des direkten Umfeldes des Patienten mit einem ärztlichen Eingriff und mit der Genesung kann diese entscheidend beschleunigen. »Wenn ein Angestellter operiert werden soll, könnte es hilfreich sein, ihn zu fragen ›Was glauben Sie, was mit Ihnen bei der Operation passieren wird?‹ Wenn eine Person Ängste hat oder pessimistisch ist, sollte man sich mit diesen Ängsten befassen«, meint Cole (2001). Diese Vorgehensweise helfe der Person nicht nur, sich zu erholen, sondern es entstehe auch eine gesündere Arbeitsatmosphäre, die wiederum fördere, dass der kranke Arbeitnehmer schneller wieder an den Arbeitsplatz zurückkehre.

Aber auch das Krankenhauspersonal sollte mit den Patienten reden und herausfinden, was ihre Hoffnungen und Ängste vor einem Eingriff sind. »Es könnte über Genesungserwartungen geredet werden und dann würde die Genesung, entsprechend den Ergebnissen dieser Studie, besser verlaufen«, sagt Cole (2001).

Eine entsprechende Schulung von Pflegepersonal und Ärzten über den Zusammenhang von Optimismus und Heilungschancen sowie über Wege, Patienten zu motivieren, Ängste abzubauen und Zuversicht aufzubauen, sollte zukünftig vielleicht ebenso ins Auge gefasst werden wie die Suche nach immer neuen pharmazeutischen Wirkstoffen.

So hat Dr. K. B. Thomas (1987) aus den USA herausgefunden, dass eine positive Einstellung des Arztes sich günstig auf den Genesungsprozess auswirkt. Bei vierundsechzig Prozent der Patienten, die ein zuversichtliches Mindset des Behandlers spürten, besserte sich der Gesundheitszustand merklich. War der Arzt jedoch negativ gestimmt, verbesserte sich der Zustand nur bei neununddreißig Prozent. Eine positive Lebenseinstellung des behandelnden Arztes, so die Harvard Medical School, lässt die Wirkung eines Placebos von vierundvierzig Prozent auf zweiundsechzig Prozent ansteigen.

Vor dem Hintergrund dieser Forschungsergebnisse ist eine Aussage des Arztes wie »Sie haben nur noch sechs, bestenfalls acht Monate zu leben« nur schwer zu verstehen. Ein solches Statement des Mediziners einem wie auch immer schwerkranken Menschen gegenüber kennen wir nicht nur aus Filmen. Leider wird es jeden Tag auch von der Realität bestätigt.

Es geschieht nicht aus böser Absicht. Im Gegenteil, meist folgen Mediziner einer gut gemeinten ärztlichen Transparenz und Ehrlichkeit. Doch die Folgen können für den Patienten verheerend sein. Der Arzt ist als Ansprechpartner eine besondere Vertrauensperson. Seiner Aussage wird aufgrund seines Expertenstatus eine hohe Bedeutung zugemessen. In einer krankheitsbedingten Ausnahmesituation verschreibt man sich gerne mit Haut und Haaren den Göttern in Weiß. Wenn morgens die Visite stattfindet und endlich der verantwortliche Arzt anwesend ist, wird alles, was diese medizinische Autorität sagt, aufgesogen wie ein Schwamm. Jede Information wird hingenommen als unumstößlicher Fakt. Das, was der Arzt sagt, muss die reine Wahrheit sein, so die Einstellung der meisten Patienten. Der Glaube an die Aussagen des Behandlers wird zementiert. Im positiven wie im negativen Sinne. Positive Haltungen und Aussagen des Arztes können Zuversicht verbreiten und die Chancen auf Heilung erhöhen, negative oder negativ wahrgenommene Aussagen können krankheitsverschlimmernd wirken.

Es wird von Medizinern gerne übersehen, dass die Mitteilung der Diagnose für die Patienten Schockmomente darstellen kann, denen sie hilflos ausgeliefert sind. Depressive Reaktionen mit hoffnungsloser Resignation und wiederum negativen Rückwirkungen auf das Immunsystem können die Folgen sein. Ein vielleicht vorher vorhandener Optimismus wird durch fundamentale Informationen aus dem Mund der Experten erstickt, in dessen Obhut man sich vertrauensvoll begeben hat. Der Optimist mutiert zum Pessimisten. Der Glaube an eine Genesung schwindet. Viele geben (sich) auf. Was enorm Kraft kostet, ist der innere Kampf gegen diesen unerschütterlichen Glauben an die vom Arzt übermittelte Information. Wer immer optimistisch in die Zukunft geschaut hat und eine positive Lebenseinstellung gelebt hat, muss nun alle Energie aufwenden, zum Glauben an seine Genesung zurückzufinden. Und diese Energie fehlt dann bei der Heilung ...

Bereits 1695 schrieb dazu Friedrich Hoffmann, ein deutscher Mediziner der Frühaufklärung und Erfinder der »Hoffmanns Tropfen«, in »Fundamenta Medicinae«: »Ungezügelte Gefühle stören die Mischung aus dem Blut und den Hauptsäften des Körpers, führen zu einer unausgeglichenen Gemütsverfassung, Hindernissen und Missverhältnissen und können so Krankheiten hervorrufen. Kein Umstand verkürzt das Leben beziehungsweise verstärkt Leiden mehr als verzerrte Gefühle.«

Negative Überzeugungen und Erwartungshaltungen, die ungesunde Emotionen wie Niedergeschlagenheit, Resignation und Ärger erzeugen können, schaden unserem Körper. Wenn dann noch die Krankheit im Mittelpunkt steht, wenn sich unser Denken und Handeln ausschließlich auf dieses Thema konzentriert, mit der Erwartung, dass Krankheit folgt, dann ist Gesundheit in der Defensive und Heilung nur schwer möglich.

Kennst du die »Medizinstudentitis«?

Das Phänomen kennt man von Medizinstudenten, die sich tagein, tagaus mit Krankheit und Gebrechen beschäftigen. Sie entwickeln häufig die sogenannte Medizinstudentitis. Beachtliche neunundsiebzig Prozent von Studenten der Humanmedizin gaben an, dass sich Symptome der Krankheiten zeigen, mit denen sie sich intensiv beschäftigen. Dieser hier negative Zusammenhang zwischen Psyche und Körper lässt sich auch in anderen Bereichen beobachten. So wird beispielsweise bei Schauspielern immer wieder berichtet, dass besonders intensiv spielende Darsteller, die sich mit Haut und Haar mit einer Rolle identifizieren und diese dann auch leben, an Symptomen erkranken, die denen der im Drehbuch vorgeschriebenen Rolle ähneln. Beides sind klare Beispiele von Fokussierung auf eine Krankheit. In der Schauspielerei wird es als »Method-Acting« bezeichnet. Der Akteur verschmilzt komplett mit seiner Rolle. Trauriges Beispiel ist der US-amerikanische Oscar-Preisträger Heath Ledger, der den psychisch gestörten, schizophrenen Massenmörder Joker im Batman-Film von 2008 verkörperte. Nach den Dreharbeiten entwickelte der Hauptdarsteller selbst eine psychische Erkrankung und starb an einer Überdosis Schlaftabletten.

Die spannende Frage ist: Wie kann es so weit kommen? Grund sind Änderungen der Gehirnstrukturen. Unser Gehirn hat als Überlebensstrategie die Fähigkeit entwickelt, sich an sich ändernde Bedingungen anpassen zu können. So können beispielsweise nach einem Schlaganfall nicht betroffene Hirnareale Aufgaben defekter Bereiche übernehmen. Man spricht von der Neuroplastizität des Gehirns. Ihr verdanken wir auch, dass wir bis ins hohe Alter hinein lernen können. Im Fall des verstorbenen Joker-Darstellers der Batman-Filme wirkte die an sich hilfreiche Neuroplastizität negativ. Infolge der monatelangen intensiven Verhaltens- und Denkänderungen, die er für eine erfolgreiche Verkörperung seiner Rolle benötigte, haben sich die Aktivitäten seiner Hirnareale verändert. Wissenschaftler der McMaster University in Ontario haben sich diesem Phänomen gewidmet und fanden heraus, dass sich im Rollenspiel deutliche Unterschiede bei der Hirnaktivität fanden. Nur wenn die Akteure in ihrer Rolle waren, waren Regionen im Gehirn inaktiv, die für Gedanken über die eigene Persönlichkeit zuständig sind. Die Forschenden nahmen daher an, dass durch das Schauspielern die eigene Identität in den Hintergrund tritt.

Ich selbst bin als Kind ebenfalls kurzfristig mit der Schauspielerei in Berührung gekommen und habe dieses Phänomen des Method-Acting am eigenen Leib kennengelernt. Es war Montagmorgen und ich hatte in keinem Fach meine Hausaufgaben gemacht. Man hat schließlich als junger Mensch am Wochenende wirklich Besseres zu tun … Meine Angst vor Bestrafung in Form einer schlechten Zensur oder einer Strafarbeit, die sich gewaschen hat, war derart groß, dass ich frühmorgens meiner Mutter mitteilte, starke Bauchschmerzen würden mich am Schulbesuch hindern. Auch mehrmalige Aufforderungen, ich solle doch mal schauen, ob es nicht mit dem Schulbesuch klappen könnte, so schlimm könne es doch nicht sein, änderten nichts an meiner Einstellung. Ich blieb hartnäckig und meinte, die Schmerzen würden immer stärker. Meine Mutter meinte abschließend, es würde sicher gleich aufhören. In der Schule wäre wieder alles gut. Erst oscarreife Einlagen, auf dem Boden liegend, mit schmerzverzerrtem Gesicht den Körper krümmend und natürlich auch jammernd, überzeugten. Ich sah mich im Bett wieder. Meine Mutter brachte mir einen Tee nach dem anderen und plötzlich, du ahnst es, bekam ich tatsächlich Bauchschmerzen, und nicht zu knapp. Urplötzlich wünschte ich mir, in der Schule zu sein.

Die veränderte Hirnaktivität bei den Schauspielern wie bei der Medizinstudentitis sind nur wenige Beispiele für Neuroplastizität. Unser Gehirn ist in hohem Maße plastisch und formbar. Durch ein gezieltes mentales Training unterschiedlicher Hirnareale ist somit auch die Änderung einer Lebenseinstellung möglich. Und zwar in jeder Hinsicht, je nach Bedürfnis. Ob im Beruf, im sportlichen, im persönlichen Bereich oder auch zum Thema Gesundheit. Auch Pessimisten, die von Natur aus oder aus Gewohnheit pessimistisch sind, können ihre Hirnareale beeinflussen. Das bedeutet, dass jeder eine optimistischere Haltung für sein Leben, für seinen Körper, für seinen Geist und für die psychische wie physische Gesundheit aufbauen kann.

Es ist natürlich keine Ad-hoc-Verwandlung möglich. Auf Fingerschnippen funktioniert es nicht. Doch über einen bestimmten Zeitraum lässt sich ein Prozess durchlaufen, der am Ende aus dem Pessimisten einen Menschen mit einer anderen, positiveren Haltung macht.

Geduld und Disziplin sind in nicht unerheblichem Maß notwendig. Es geht nicht in wenigen Tagen. Doch wer den Weg einschlägt und nach den beschriebenen sieben wirkungsvollen Schritten vorgeht, wird am Ende Erfolg haben oder ein gesünderer und stärkerer Mensch sein.

2.
Einfach optimistisch sein? Grundlagen der positiven Mindset-Entwicklung

Ohne ein starkes Fundament funktioniert nichts. Stabilität ist alles und nachhaltig. Das kann jeder Architekt bestätigen. In der Sportwissenschaft ist diese Erkenntnis ebenfalls fundamental. Was in der Architektur der Keller oder die Bodenplatte ist, ist in der Trainingswissenschaft die Ausdauerleistungsfähigkeit. Ohne ein Quantum Ausdauer ist jede sportliche Herausforderung zum Scheitern verurteilt.

Und in der Gesundheit? Wer vital und gesund sein will, braucht auch hier eine stabile Basis. Zunächst fällt einem dazu der Lebensstil ein. Wer sich ungesund verhält, sich schlecht ernährt, raucht, ungenügende Bewegung hat und ein eher mürrischer Zeitgenosse ist, kann kein sicheres Fundament aufweisen, um insgesamt als gesund bezeichnet zu werden. Die Basis ist fragil. Die Lebenseinstellung und somit die Motivation ist nicht auf ein gesundes Leben ausgerichtet. Weil noch immer etwas Entscheidendes fehlt. Du ahnst es: die Basis, das Fundament, die Grundvoraussetzung, um überhaupt ein optimistisches Mindset zu entwickeln. Wenn du nicht ein wenig auf dich, deinen Körper und auf deine Seele achtest und wenn das für dich nicht den Wert hat, den es eigentlich verdient hätte, dann liegt es an dir oder genauer an deiner Haltung zu dir selbst.

2.1 Grundbasis 1: Selbstwert

Ein positiver Selbstwert ist die erste Basis, die du benötigst, um zu einem positiven Mindset finden zu können. Wenn du keine Selbstachtung hast, es dir an Selbstbewusstsein, Selbstvertrauen und Selbstliebe fehlt, dann solltest du noch nicht über ein positives Mindset nachdenken, sondern dich zunächst mit diesen Dingen beschäftigen. Statt Selbstliebe bevorzuge ich den Begriff »Selbstwert«. Du solltest dir selbst etwas wert sein. Du darfst und sollst dich wertschätzen. Ich könnte auch sagen, du darfst und solltest dich lieben, doch der Begriff »Selbstliebe« ist mir zu nah am Narzissmus. Die narzisstische Selbstverliebtheit hat wenig mit einem optimistischen Mindset gemein.

Hast du Selbstachtung, achtest du auf dich. Bist du selbstbewusst, bist du dir deiner Fähigkeiten und Stärken bewusst. Beim Selbstvertrauen vertraust du dir und magst dich wie einen guten Freund.

Ist dein Freund krank, machst du dir Sorgen, überlegst, welche guten Tipps du ihm geben kannst, damit er schneller gesund wird. Schließlich weißt du, welche Stärken und Fähigkeiten er hat. Du willst ihm als Freund seine Potenziale vor Augen führen und ihn erkennen lassen, dass er seinen Fähigkeiten gänzlich vertrauen kann. Du willst ihm auf den Weg mitgeben, dass er mehr auf sich achten, sich seiner selbst mehr bewusst sein soll, sich mehr vertrauen und sich mehr mögen soll. Das macht einen guten Freund aus.

Das »Selbst« im Wort Selbstwert schließt den Kreis und verdeutlicht den Fokus. Man legt Wert auf sich. So kann Gesundheit viel besser gelingen und ist weit weg von dem Vorstellungsbild »Mach mich mal bitte gesund«. Wahrscheinlich ist das auch der Grund dafür, warum manche Menschen, die einen schlechten und schädlichen Lebensstil hegen, nicht krank werden. Ihr Fokus liegt zwar nicht auf Gesundheit, ihr Fokus liegt aber genauso wenig auf Krankheit. Sie machen sich schlicht keinen Kopf, sie denken nicht in Kategorien, sondern leben einfach.

Psychologen und Therapeuten wissen, dass die Ursache der meisten psychischen Probleme in einem Mangel an Selbstwertgefühl liegt, denn es ist gewissermaßen das Zentrum unserer Psyche. Hängt hier etwas schief, dann ist die Wahrscheinlichkeit groß, dass sich auch psychische Erkrankungen einstellen, das lehrt uns die Psychoimmunologie.

Walter Csmarich von der Universität Graz ging der Frage nach, welchen gesundheitlichen Benefit der Selbstwert für die Entstehung von Gesundheit, Widerstandsfähigkeit (Resilienz) und Selbstwirksamkeit, also der inneren Überzeugung, Herausforderungen meistern zu können, hat. Er kam klar zu dem Fazit »Selbstwert zu fördern, lohnt sich« und arbeitete heraus, dass ein positiver Selbstwert einen förderlichen Effekt auf die psychische Gesundheit

hat. Der Grundstein für ein gesundes Leben wird bereits in der Kindheit gelegt und durch Faktoren wie Lob, Anerkennung, Verständnis und Vertrauen
verstärkt. Ein »positiver, wertschätzender Umgang«, so Csmarich (2014), ist
die Voraussetzung, um Resilienz und Selbstwirksamkeit zu entwickeln.

Ein hoher Selbstwert hat einen positiven Einfluss auf die mentale, emotionale und soziale Gesundheit und hilft Menschen, Lebenskrisen und Krankheit
zu bewältigen. Umgekehrt ist ein niedriger Selbstwert ein Einfallstor für psychische Erkrankungen, wie Depressionen und Hilflosigkeit. Diese Menschen
haben in erster Linie mit sich selbst zu tun, werden blockiert und können ihre
Potenziale, auch die gesundheitlichen Potenziale, die in ihnen schlummern,
nicht ausschöpfen.

Negative Glaubenssätze können Krankheiten entstehen lassen

Negative Prägungen in Form von Glaubenssätzen üben eine große Macht
aus. Sie können unser Leben bestimmen. Oft gehen solche Glaubenssätze auf
kindliche Erfahrungen zurück. Es sind unbewusste Programmierungen, die im
Laufe unserer Kindheit durch unsere Erzieher und Lehrer in unserer neuronalen Festplatte abgespeichert wurden. Die Neurowissenschaft hat festgestellt,
dass etwa ab dem sechsten Lebensjahr diese unbewussten Programmierungen abgeschlossen sind. Bis dahin werden alle Erfahrungen wie von einem
Schwamm aufgesogen, verarbeitet und für wahr gehalten. In der Summe
sind sie ausschlaggebend dafür, wie sehr wir uns selbst mögen, wie stark
sich unser Selbstwertgefühl und Selbstbewusstsein entwickeln darf. Unser
Selbstbild entsteht – und damit unsere Haltung zu unserem Körper und zur
Gesundheit. In welchem Maße wir unsere Fähigkeiten und Talente – unsere
Potenziale – nutzen, hängt von dem Bild ab, das wir von uns selbst haben. Ein
sich wenig schätzendes Selbstbild kann, verbunden mit negativen Glaubens-
sätzen, wie eine Ankerkette wirken, die uns ständig in die Tiefe ziehen will.
Das Fatale daran ist, dass nicht nur die Psyche, sondern auch die körperliche
Gesundheit dann leidet.

Wer weiterhin als Kind nur Liebe, Anerkennung und Zuwendung bei Krankheit erfahren hat, entwickelt möglicherweise einen negativen Glaubenssatz wie »Bin ich krank, werde ich geliebt – bin ich gesund, werde ich nicht gesehen«. Solche Erfahrungen haben sich dann tief in das Selbst eingebrannt und wir nehmen sie als unumstößliche Realität, als unsere Realität an, ohne zu wissen, ob sie richtig oder falsch ist. Häufig hört man Glaubenssätze als negative innere Stimmen, die unser Selbstbewusstsein sabotieren und uns daran hindern, gesund zu wachsen.

Die gute Nachricht ist, dass die Fähigkeit, sich selbst zu mögen, sich selbst sein bester Freund zu sein, erlernbar ist. Sage konsequent jeden Morgen und jeden Abend zu deinem Spiegelbild »Ich mag dich, mein Freund« und das Unterbewusstsein wird es registrieren. Tippe dir dabei wohlwollend auf die Schulter. Am besten sperrst du dich dabei in einem Zimmer ein, damit es niemand sieht. Kritische und bemitleidende Blicke braucht kein Mensch, insbesondere nicht dein Unterbewusstsein.

Wie den Selbstwert nach oben bringen?

Das Gehirn lernt aus Erfahrungen. Wenn dein Selbstwert im Keller ist, dann hilft es nicht, nur zu sagen: »Ich bin toll!« Dein Gehirn ist hungrig auf Erfahrungen. Der einzige Weg, der hilft, ist, sich wirklich im wahrsten Sinne des Wortes Gutes zu tun: Sei gnädig mit dir selbst, gönne dir eine Belohnung, verwöhne dich. Nimm eine Auszeit und genieße bewusst zum Beispiel ein Entspannungsbad in der Badewanne. Ruhe und Besinnung mit leiser Musik und angenehmen Düften. Dein Unterbewusstsein wird registrieren: »Ich bin etwas wert, mir wird Gutes getan«. Sei dir selbst dein bester Freund und behandle dich selbst, wie du deinen besten Freund behandeln würdest.

Achte weiterhin darauf, wie du mit dir selbst sprichst. Tagtäglich sprechen wir etwa zwanzig bis dreißigtausend Sätze in Form von Selbstgesprächen zu uns selbst. Und die sind in den meisten Fällen kaum positiv. Ändere bewusst deine Wortwahl. Sorge dafür, dass die Sätze positiv, lobend und aufbauend sind und bei Krankheit motivierend deine Genesung unterstützen.

Eine chinesische Weisheit besagt: »Ohne Herz sieht man und erkennt doch nichts, hört man und versteht doch nichts, isst man und schmeckt doch nichts.«

Das Herz ist der Sitz unserer Emotionen. Es reagiert spürbar und sensibel, mit einer Erhöhung des Herzschlags und des Blutdrucks, auf Gefühle wie Ärger, Zorn, Wut, aber auch Liebe, Zuneigung und Freundschaft. Es ist nahezu zerbrechlich und reagiert dankbar auf jede Art der seelischen und körperlichen Pflege. In einem entspannten und harmonischen Zustand reagiert der Körper physiologisch mit einer deutlichen Senkung der Herzfrequenz und des Blutdrucks.

2.2 Grundbasis 2: Verzeihen – sich und anderen

Die Achtsamkeit, sich selbst (und andere) zu lieben und zu respektieren, lässt die Welt generell in einem positiveren Licht erscheinen. Um in einen optimistischen und liebevollen Flow-Zustand zu kommen, ist neben der Selbstliebe das Verzeihen eine weitere fundamentale Erfahrung. Wer verzeihen kann, ist mit sich im Reinen. Lass alles Alte und Negative los, verzeihe jedem, der dir etwas angetan hat. Sage bewusst zu ihm oder auch zu dir selbst »Ich verzeihe dir« beziehungsweise »Ich verzeihe mir«. Es wirkt wie eine Befreiung und ist ein weiterer Baustein zu dieser positiven, glücklichen und letztendlich auch gesunden Veränderung. Es entsteht ein seelisches Gleichgewicht durch die Vermeidung eines permanent andauernden Kampfes. Kampf ist eine Zuspitzung, eine Eskalation mit Krampf und überbordender Aggression. Die Vermeidung von Kampf und Krampf durch Verzeihen wird häufig als Loslassen oder gar Erlösung empfunden. Sturheit hilft rein gar nichts, nicht nur in diesem Zusammenhang. Sturheit ist wieder nur eine andere Form des (inneren) Kampfes.

Wobei das Verzeihen von ganzem Herzen kommen muss, ein bloßes »So tun als ob« hilft in diesem Fall nicht. Nur wenn du dieses Verzeihen im Herzen wirklich spürst, hast du wirklich verziehen. Vernebeln Emotionen wie Wut,

Hass und Trauer das Ritual, dann lass diese Schmerzen zu. Reagiere dich körperlich ab. Nimm einen Stock und prügele auf ein Kissen ein oder gehe in den Wald und schreie deine Wut und deinen Hass aus dir heraus. Lass deinen Gefühlen freien Lauf. Erst wenn du nichts mehr spürst, wenn der Schmerz weg ist, kann dein Herz verzeihen. Manchen Menschen wirst du leicht verzeihen können, bei manchen, die den Urschmerz getroffen haben, wird es länger dauern. Sei geduldig und reflektiere. Wiederhole dieses Ritual so oft du kannst und spüre dein Herz. Es wird leichter, du bist erleichtert. Du hast es in der Hand, es liegt in deiner Macht. Wenn dein Herz es zulässt, kannst du verzeihen.

Und wenn es dir schwerfällt, zu verzeihen, das Herz die Überwindung, den ersten Schritt zu tun, nicht zulässt, sollten wir bei uns bleiben und mit unserem Unterbewusstsein Kontakt aufnehmen. Frage dein Unterbewusstsein klar und deutlich: »Was habe ich dazu beigetragen, dass ich so verletzt wurde?« Sei so ehrlich wie möglich. Brutal ehrlich. Du wirst erkennen: nobody is perfect, auch du hast Fehler gemacht.

Sollten alle Stricke reißen und die Blockaden zu groß sein, hilft das Schreiben eines Briefes. Schreiben befreit. Schreiben inspiriert. Schreiben lässt das Herz wirkungsvoll öffnen. Du kannst ihn wirklich absenden oder aber schreiben und weglegen. Das Entscheidende ist, dass du jedes Wort, jeden Satz im Herzen fühlst.

Wir erweisen uns den größten Dienst im Leben, wenn wir von Herzen verzeihen, denn dann hat der andere keine Macht mehr über uns. Er ist frei und wir sind frei. Wir halten uns an die Gesetze des Lebens, Gleiches zieht Gleiches an, Liebe zieht Liebe an, Positives zieht Positives an. Genauso ist es im negativen Sinne, Hass zieht Hass an, Gewalt zieht Gewalt an.

Mensch ärgere dich nicht

Verzeihen wir nicht, bleiben wir aus gekränkter Eitelkeit stur, sind wir verärgert, treten positive Emotionen, wie Liebe und Zuneigung, komplett in den Hintergrund. Wer nicht liebt, wird sauer, wer nicht genießen kann, wird selbst ungenießbar. Das macht auch etwas mit dem Körper: Wer zu oft sauer ist und deshalb einen pH-Wert unter sieben hat, läuft Gefahr, eine chronische Acidose (Übersäuerung) zu entwickeln. Dabei leidet der gesamte Organismus. Antriebsschwäche, Appetitlosigkeit, Muskel- und Gelenkbeschwerden und ständige Müdigkeit sind die wichtigsten Symptome. Die Acidose kann durch Emotionen wie Ärger, Zorn, Wut (Sauersein) entstehen, aber auch durch eine chronische Überforderung, den Disstress.

Ich selbst beuge einer Acidose vor, indem ich jeden Morgen den Saft einer halben Zitrone mit einem Glas lauwarmem Wasser mische und noch vor dem Frühstück trinke. Die Zitrone ist zwar sauer vom Geschmack, wird aber vom Stoffwechsel in Basen umgewandelt.

Aber auch sonst ist Ärger ungesund. Ärger wirkt negativ auf Herz und Kreislauf. Untersuchungen zeigen, dass ständiger Ärger genauso ungesund für das Herz ist wie Bluthochdruck und Zigarettenrauchen. Dazu kommt, dass Ärger den Blutdruck hochtreibt und die Verkalkung der Herzkranzgefäße begünstigt. Wer sich oft ärgert, hat ein dreimal höheres Risiko, einen Herzinfarkt zu erleiden, als gelassene Menschen. Bleibt man weiterhin ärgerlich, verdoppelt sich die Gefahr eines Reinfarktes. Ein hoher Wut-Level schlägt auf die Magenschleimhaut, die sich entzünden (Gastritis) und langfristig Magengeschwüre bilden kann. Auch Muskelverspannungen, besonders im Kiefer, Nacken und Rücken, sowie Zahnprobleme sind typische Folgen eines hohen Ärger-Niveaus. Dauerhaft unterdrückter Ärger ist Wegbereiter für chronische Infektionen und Autoimmunerkrankungen.

Gelassen und entspannt bleiben lohnt sich also. Betrachte doch den Ärger als Energie, die dir vom Organismus geliefert wird. So hast du Power für den Sport, um die Wohnung aufzuräumen oder Holz zu hacken. Und nebenbei tust du etwas gegen den Risikofaktor Bewegungsmangel. Wenn du jetzt noch während des Sports von ganzem Herzen verzeihst, hast du zwei Fliegen mit einer Klappe geschlagen.

Das soll aber nicht heißen, dass wir im Leben nicht unsere Meinung vertreten und unsere Grenzen setzen sollen. Wenn wir in Balance sind, kann uns nichts passieren. Verzeihen ist die Basis, mit anderen Menschen wieder emotionale Verknüpfungen aufzubauen und einander helfen zu können. Hilfe und Unterstützung werden nach Vergebungen möglich und wirksam. Wie intensiv wirkt das Leben und Wirken von Nelson Mandela auf einen ganzen Kontinent, wenn nicht sogar auf die ganze Welt? Ein Mann, der siebenundzwanzig Jahre unschuldig im Gefängnis war und nach seiner Entlassung die Aussöhnung zwischen Schwarz und Weiß vorantrieb, gilt als beispielhaft für gelebtes Verzeihen.

Das Thema »Sein Ego in den Dienst der Gemeinschaft stellen« wird bei der »Parabel von den Löffeln« deutlich: »Eine Gruppe von Menschen bekam zur Nahrungsaufnahme armlange Löffel. Sie versuchten, sich mittels dieser (zu) langen Essbestecke das Essen zum Munde zu führen. Da dies nicht gelang, starb einer nach dem anderen, bis die Gruppe nicht mehr existierte. Eine andere Gruppe von Menschen erhielt die gleichen Esswerkzeuge, und nachdem der Hunger immer größer wurde, veränderte sie ihr Denken. Sie dachten fortan nicht mehr an sich, sondern an den jeweils anderen. Sie fütterten sich mit den langen Löffeln gegenseitig und sicherten so ihre Existenz.«

Die Reihenfolge ist uns nun bewusst. Zuerst verzeihen wir uns selbst, um Selbstliebe wachsen und gedeihen zu lassen. Das Thema des Menschen, um frei zu sein, heißt »Liebe«. Nur wenn man sich selbst verziehen hat und so die Voraussetzung geschaffen hat, sich selbst zu lieben, wird die Weitergabe von Hass und Zorn unterbunden. Durchtrenne die Schnüre und setze so ein Zeichen. Sag zu deinem Spiegelbild: »Ich verzeihe mir und nehme mich so an, wie ich bin, mit all meinen Fehlern, und zeige mich authentisch«. Sich selbst verzeihen heißt auch, sich von Schuldgefühlen zu befreien. Wer sich schuldig fühlt, hemmt seine persönliche Entwicklung, stagniert. Dies passiert auch, wenn man anderen die Schuld für etwas, was einem widerfahren ist, in die Schuhe schieben will. Schuld kann niemals eine Lösung sein. Befreie dich von jeder Schuld, verzeihe dir und anderen.

Selbstlob

Richte deine Aufmerksamkeit auf die schönen Dinge des Lebens. Lass am Abend den Tag Revue passieren und frage dich:»Was ist mir heute Gutes widerfahren?« Ein Lächeln beim Einkaufen, eine Tür aufhalten, jemandem den Vortritt lassen. Gehe doch einmal durch die Stadt und schaue, wo Hilfe benötigt wird. Mach die Augen auf und öffne dein Herz. Es ist leicht, ein positives Gefühl durch den Körper strömen zu lassen, wenn du jemandem den Vortritt lässt, der in Eile ist. Gehst du lächelnd durch die Stadt, bekommst du ein Lächeln zurück. Mit jeder positiven Geste zieht eine positive Geisteshaltung in uns ein. Ein neues Selbstbild, das du liebst und achtest, entsteht. So wird Gesundheit möglich.

Neurowissenschaftler haben herausgefunden, dass Altruismus im Gehirn ähnliche Auswirkungen haben kann wie Schokolade oder Sex. Wenn unser Handeln höheren Werten dient, kann das glücklich stimmen. Tun wir das wiederholt – im beruflichen und privaten Alltag, trainieren wir uns aktiv eine positivere Grundhaltung an und lassen die Welt ein Stück weit besser werden.

In den USA wurde eine Studie über Fernheiler veröffentlicht. Dabei konnten die Heiler immer dann die besten Heilergebnisse erzielen, wenn Freundlichkeit und liebendes Mitgefühl in ihren Energien dominant waren.

Haben wir erreicht, dass wir uns selbst guttun, können wir die Welt mit unserer Ausstrahlung verändern. Ein Schritt zum Aufbau des Selbstwerts ist das Eigenlob.»Eigenlob stinkt«, sagt der Volksmund. Aber gerade dieser Volksmund will uns kleinhalten, unmündig, nur nicht zu selbstbewusst! Man könnte anderen zur Gefahr werden, sich anderen in den Weg stellen. So ist uns ein selbstkritischer Blick antrainiert worden, der nicht nur das Eigenlob schwerfallen lässt, nein – sogar das Fremdlob hört man ungern. Viel schlimmer noch: Es zu glauben fällt uns sogar schwer. Wenn du nie gelobt wirst, dann lobe dich selbst. Nicht:»Ich Depp, was hab ich schon wieder getan?«, sondern »Klasse, hast du gut gemacht, der erste Schritt ist getan!« Schreibe ein Erfolgstagebuch und notiere alle deine Erfolge. Alles, was du erreicht hast, was du gut gemacht hast. Das Buch wird sich füllen, fast unmerklich.

2.3 Grundbasis 3: Dankbarkeit empfinden lernen

Im Anschluss kommt die Zeit der Dankbarkeit. Sei für jeden, auch noch so kleinen Erfolg dankbar und drücke das auch aus. Wichtig ist hierbei für dein Gehirn, dass du nicht floskelhaft Dankbarkeit zeigst, sondern bewusst Dankbarkeit aussprichst und ausstrahlst. Denn diese Art von Dankbarkeitserfahrungen benötigt dein Gehirn.

Der römische Staatsmann und Redner Marcus Tullius Cicero sagte einmal: »Dankbarkeit ist nicht nur die größte aller Tugenden, sondern auch die Mutter von allen.«

Dankbarkeit ist ein erhebendes Gefühl und bringt uns zum Wesentlichen zurück: uns selbst zu spüren. Es dauert eine Weile, aber durch bewusste Dankbarkeit kannst du dir beibringen, gewohnheitsmäßige Oberflächlichkeiten abzustellen. Viele Dinge schätzen wir nicht und empfinden keine Dankbarkeit, weil wir sie als selbstverständlich wahrnehmen. Doch sehr viel in unserem Leben ist keineswegs selbstverständlich. Dazu genügt ein Blick in unsere Vergangenheit oder in andere nicht so entwickelte oder vom Krieg heimgesuchte Länder.

Selbstverständlichkeiten neu bewerten
Danke dem Schicksal schon morgens nach dem Aufwachen, dass du ein Dach über dem Kopf hast, dass du in einem Bett schlafen kannst. Behütet, warm und geschützt. Empfinde Dankbarkeit für das fließende und saubere Was-

ser und für den anregenden Kaffee, der dir so gut schmeckt. Danke, dass du arbeiten kannst.

Dankbarkeit aussprechen, damit der Kopf lernen kann

Nach einer Weile der Übung kommt der zweite Schritt: Dankbarkeit nicht nur empfinden, sondern aussprechen. Beginne daher, deinen Mitmenschen für alles, was dir an positiven Sachen widerfährt, zu danken. Nicht aus Höflichkeit, sondern für dich, für dein Bewusstsein und für dein Umlernen im Kopf. Denn wenn du etwas aussprichst, dann ist das wirkungsvoller und hilft unserem Gehirn besser beim Lernen. Danke deinem Lebenspartner, dass er (für dich) da ist, dich nimmt, wie du bist. Danke deinen Arbeitskollegen, dass sie so kollegial und freundlich sind. Versuche es.

Du wirst merken, dass sich nicht nur in deinem Kopf etwas verändert, sondern auch, dass etwas zurückkommt, und das ist von ungeheurer Bedeutung. Du baust eine Atmosphäre der Freundlichkeit und des Wohlbefindens um dich herum auf.

Ein besonderer Punkt ist die Beziehung zu deinen Eltern. Nicht immer ist es damit zum Besten bestellt. Danke dennoch deinen Eltern, dass sie dich nach bestem Wissen und Gewissen erzogen haben, im Rahmen ihrer Ressourcen und Möglichkeiten. Dazu benötigst du (vermutlich), wenn es wirken soll, auch die zweite Grundbasis, das Verzeihen. Denn die meisten Menschen bekommen nicht nur positive Dinge von ihren Eltern mit auf den Lebensweg, sondern auch manchen zu schweren Rucksack. Glaubenssätze, die uns blockieren beispielsweise. Doch bedenke hierzu, dass kein Vater und keine Mutter seinem/ihrem Kind bewusst negative Glaubenssätze mitgibt. Auch deine Eltern waren möglicherweise Opfer. Opfer der Glaubenssysteme, mit denen sie wiederum von ihren Eltern und den Autoritäten ihrer Jugend geprägt worden sind. Also Glaubenssätze aus einer völlig anderen Zeit und einer völlig anderen Lebensumwelt möglicherweise.

Nutze daher das Verzeihen für den Aufbau von Dankbarkeit. Dankbarkeit zieht weitere Gründe für Dankbarkeit an und zeigt, dass wir bereit sind, uns für alle guten Dinge zu öffnen, die wir erleben dürfen. Wir erkennen plötzlich die positiven Zufälle, die Fälle, die uns sozusagen zufallen, die Gelegenheiten, die uns auf der Suche nach dem Ersehnten weiterhelfen. Wir werden uns der Wunder bewusst. Auch der Wunder der Heilung von Krankheiten. Denn es ist absolut faszinierend, was unser Körper alles zu leisten vermag.

Wenn dein Gehirn Dankbarkeit wirklich erleben soll, dann empfinde Dankbarkeit und sprich sie nicht nur aus. Zeige auch offen deine Dankbarkeit durch Freude, gute Laune und positive Ausstrahlung. Auch hier können uns Rituale wieder helfen, tatsächlich voranzukommen. Wie wäre es beispielsweise mit folgender täglichen Gewohnheit: Kreiere ein Ritual, beispielsweise: Danke abends im Bett kurz vor dem Einschlafen für alles, was dir an dem Tag Positives widerfahren ist.

Im Zusammenhang mit der Psychoimmunologie gilt übrigens ein spannendes Phänomen für die Dankbarkeit: Auch Krankheit kann Dankbarkeit auslösen. Dankbar zu sein für das, was nach der Heilung kommt, aber auch für das, was man (noch) hat. Es kommt hier auf das positive Gefühl an. Ein dankbares Empfinden ist eine sehr kraftspendende Motivationshilfe, um ein Feuer zu entfachen, um neue Lebensprioritäten zu setzen, um Pläne zu schmieden und um mehr Nähe zu geliebten Menschen zu finden.

Dankbarkeit hilft stets dabei, sich auf die guten Aspekte des Lebens zu konzentrieren. Seine bestehende Gesundheit dankbar anzuerkennen, ist eine wichtige Grundessenz zum Aufbau eines positiven Mindsets.

Tipp: Trainiere deine Dankbarkeit mithilfe eines Dankbarkeitstagebuches. Schreibe einmal pro Tag oder einmal pro Woche auf, wofür du dir selbst dankbar bist und was du an Dankbarkeit mit anderen Menschen teilen kannst.

Ein positives Mindset ist kein Freifahrtschein!

Wenn du nun ein wenig über die vorangegangenen Seiten nachdenkst, wirst du selbst erkennen und spüren, warum ein positiver Selbstwert und Selbstachtung das Fundament für Gesundheit sind. Menschen mit einem hohen Selbstwert wollen eher gesund leben. Sie sind, weil sie Dankbarkeit empfinden können, zufriedener als Hypochonder, für die bei den kleinsten Anzeichen von fehlender Balance die Welt zusammenbricht.

Wie kann ein Medikament helfen, wenn meine inneren Haltungen nicht die Heilung befördern? Macht es wirklich Sinn, nur körperliche Symptome zu behandeln, wenn die psychische Gesundheit am Boden liegt? So manche Pille setzt am Körper an und behandelt doch nur die Symptome.

Eine positive, optimistische Haltung ist bei Weitem kein Freifahrtschein, der vor allen Krankheiten der Welt schützen kann. Bakterien und Viren prüfen nicht unser Mindset. Und doch gilt: Gesundheit findet im Bewusstsein statt und spiegelt sich im Körper wider. Den Spiegel zu polieren ändert nicht denjenigen, der sich darin spiegelt. Die Lösung für ein psychisches Ungleichgewicht finden wir nicht im Körperspiegel. Den Spiegel können wir aber nutzen, um uns selbst zu erkennen. Medikamente sind oftmals nur das Poliertuch, mit dem der Spiegel zu glänzen beginnt.

Ich vergleiche diesen Grundzusammenhang der symptomorientierten Betrachtungsweise gerne mit dem Rasenmähen. Der Rasenmäher ist das Medikament. Der Rasen ist das Symptom. Beim Mähen wird das Symptom, der wuchernde Rasen, eingedämmt und kontrolliert. Und diejenigen, die eine eher suboptimale Lebenseinstellung pflegen, mähen immerzu den Rasen, anstatt ihn vielleicht gegen eine blühende Blumenwiese auszutauschen.

Aber auch Schönheitsoperationen haben in diesem Zusammenhang die Funktion des Poliertuches. Operationen, die den Körper optimieren oder schöner machen, kommen jedoch nicht an unsere Seele heran. Fehlender Selbstwert wird oft im Außen kaschiert. Schnell entsteht ein Teufelskreis von Schönheits-OP zu Schönheits-OP, weil der bemitleidenswerte Mensch spürt, dass sich im Inneren nichts ändert und somit fast zwangsläufig die nächste Operation bereits vorbestimmt ist.

Bedeutet das nun, dass die klassische Medizin überflüssig wird, weil wir unser Denken quasi als eine Super-Gesundheitsformel benutzen können?

Natürlich nicht. Eine akute Blinddarmentzündung bedarf ebenso der Behandlung durch einen Arzt wie Diabetes mellitus, Herzerkrankungen, Viruserkrankungen und vieles mehr. Gerade für die Diagnose von Krankheiten ist die Hilfe der Medizin unverzichtbar. Doch wie könnten Heilungsprozesse verlaufen, wenn der Arzt nicht nur die richtigen Medikamente, sondern auch die mentalen Gesetzmäßigkeiten kennt, seine Einstellung positiv verändert und dem Patienten Mut und Motivation gibt? Welch ein Potenzial würde sich hier auftun, und das zu absolut moderaten Kosten!

3.
Deine Gesundheit braucht Ziele und einen Rahmen

Wenn wir alle vorhandenen körperlichen und mentalen Ressourcen im Rahmen unserer Potenziale nutzen, ist gesundheitlich alles möglich. Denn nicht nur die Medizin und Pflegeprofis können uns gesund machen, am wirkungsvollsten können wir das selbst, wenn wir aktiv und engagiert alle Möglichkeiten einer Prävention nutzen.

Grundlage aller positiven psychischen Prozesse ist immer der Selbstwert. Ein vitaler Körper, ein gesunder Geist und eine glückliche Seele bilden stabilisierende Säulen. Ein weiteres Fundament, als Zwischendecke eingezogen, bildet der gesunde Lebensstil mit vollwertiger, nahrhafter Ernährung, ausreichenden Bewegungsimpulsen, regelmäßigen entspannenden und erholsamen Phasen sowie lebenslangen inspirierenden Lernimpulsen. Die zweite Zwischendecke, die dem Gesundheitshaus zusätzliche Robustheit verleiht, wird in Form einer optimistischen Lebenseinstellung eingezogen. Das Dach als Krönung des Baus besteht aus Gesundheit mit absoluter und relativer Symptomfreiheit in Form von Vitalität und Wohlbefinden.

Mit diesem Haus der Gesundheit erhältst du quasi den Schlüssel, um das Potenzial der Psychoimmunologie für dich nutzen zu können. Du bekommst zwar einen Schlüssel, es liegt aber an dir, ihn auch zu nutzen. Dafür sind weder ein Arzt noch dein Umfeld, deine Familie oder irgendjemand anderes verantwortlich. Die Entscheidung liegt bei dir.

Das Haus der Gesundheit

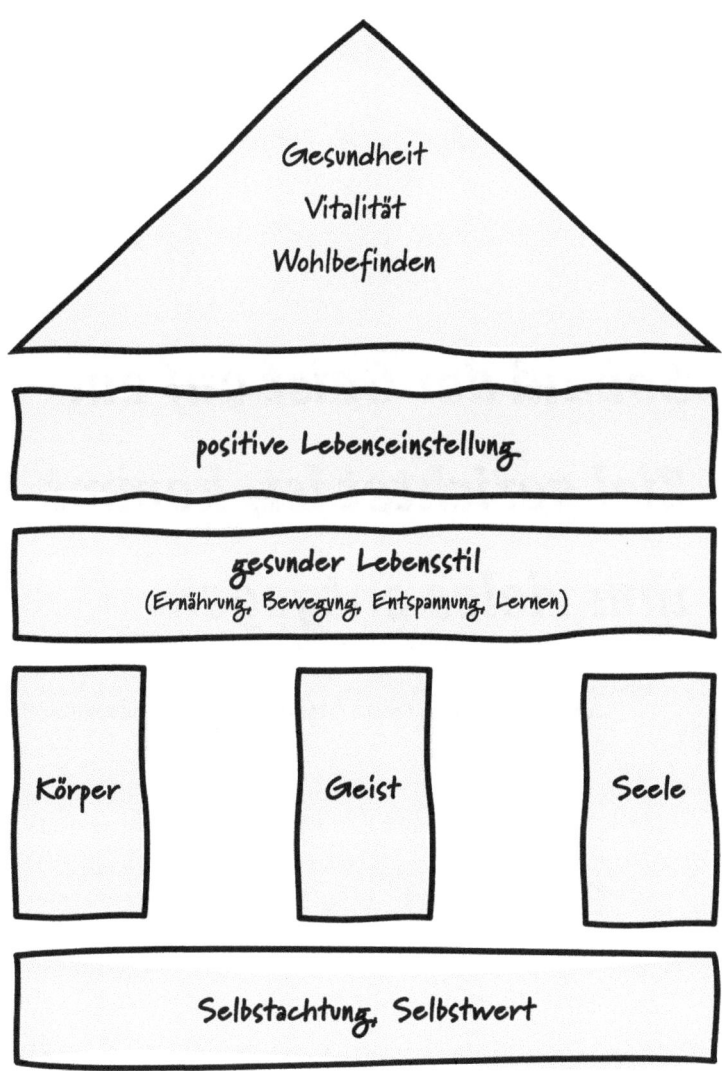

Gesundheit
Vitalität
Wohlbefinden

positive Lebenseinstellung

gesunder Lebensstil
(Ernährung, Bewegung, Entspannung, Lernen)

Körper

Geist

Seele

Selbstachtung, Selbstwert

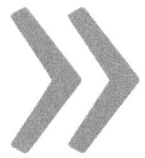

Sobald der Geist auf ein Ziel gerichtet ist, kommt ihm vieles entgegen.

Johann Wolfgang von Goethe (1749–1832), Dichter und Politiker

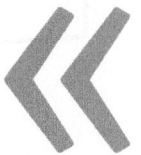

3.1 Vom Wirkungsbooster der Eigenverantwortung

Das Zitat von Abraham Lincoln ist weltberühmt: »Wer im Leben kein Ziel hat, der verläuft sich«. Der Wahrheitsgehalt dieser Aussage ist fast mit Händen zu greifen. Wir taumeln orientierungslos durch ein fast sinnloses Leben. Und das in mehrfacher Hinsicht. Ziellosigkeit im Geschäftsleben heißt Erfolglosigkeit. Ziellosigkeit in der Partnerschaft und im privaten Bereich allgemein heißt Langeweile. Ziellosigkeit im Sport heißt unterstes Leistungsniveau ohne Ambitionen. Und im gesundheitlichen Kontext? Wer in diesem Abschnitt keine Ziele verfolgt, ist nicht nur orientierungslos, langweilig und nicht ambitioniert, sondern verantwortungslos. Seiner Familie gegenüber, seinem Arbeitgeber gegenüber und vor allem sich selbst gegenüber.

Wir leben in einer Zeit des hedonistischen Lebensstils. Dazu gehört leider auch, dass es viele Menschen vor allem aus Bequemlichkeit gerne vermeiden, Verantwortung für sich und ihr Leben zu übernehmen. Wer nichts tut, der tut auch nichts Falsches, denkt so mancher. Doch ist das wirklich ratsam?

Die Antwort auf diese Frage hat eine philosophische und vor allem eine psychoimmunologische Dimension. Letztere ist der Mehrheit der Menschen nicht bekannt, so schauen wir zunächst auf die philosophische Sichtweise.

Der Mensch verlässt den Rahmen der Eigenverantwortung und blockiert damit sein eigenes Handeln aus Gründen mangelnden Selbstbewusstseins und Selbstwertgefühls. Er wird unmündig.

»Unmündigkeit ist das Unvermögen, sich seines Verstandes ohne Leitung eines anderen zu bedienen. Selbst verschuldet ist diese Unmündigkeit, wenn die Ursache derselben nicht am Mangel des Verstandes, sondern der Entschließung und des Mutes liegt, sich seiner ohne Leitung eines anderen zu bedienen«, führte Immanuel Kant 1784 auf die Frage »Was ist Aufklärung?« aus und forderte zugleich: »Habe Mut, dich deines eigenen Verstandes zu bedienen«.

Um bei Kant zu bleiben: Auf unser Gesundheitssystem übertragen, obliegt die Leitung des anderen zunächst dem behandelnden Arzt. Sich in einem gesunden Maß vom Gott in Weiß zu emanzipieren, steht zu Beginn des Weges und stemmt sich gegen jedwede Prognose des Behandlers über Lebens- und Krankheitsdauer, Genesung, Wirkung von Medikamenten und Operationen. Und das braucht Mut. Viel Mut, Kraft und Selbstbewusstsein, um sich gegenüber diesen Autoritäten behaupten zu können. Ein kleiner Schritt zur Mündigkeit wäre vielleicht auch nur die Einholung einer Zweit- oder gar Drittmeinung.

Die Superkraft der Eigenverantwortung

Menschen, die in Eigenverantwortung leben, sind wissenschaftlich bewiesen gesünder. Oder anders ausgedrückt: Wenn man uns zwingen würde, mehr Eigenverantwortung für unsere Gesundheit zu übernehmen, dann würden wir länger leben und weniger krank sein.

Genau dieser Zusammenhang ist durch zwei eindrucksvolle Großversuche dokumentiert. Na ja, genau genommen waren es keine Versuche, denn man hat Menschen einfach gezwungen, Eigenverantwortung für ihre Gesundheit zu übernehmen: Im Jahr 1973 ging bei einem fünfundsechzig Tage dauernden Ärztestreik in Israel die Zahl der Todesfälle in diesem Zeitraum um fünfzig Prozent zurück. Statt fünfundsechzigtausend Patienten wurden im dortigen Gesundheitssystem über ein Notprogramm lediglich siebentausend Patienten behandelt. Also neunzig Prozent weniger Behandlungen führten zu fünf Prozent weniger Todesfällen. Doch diese Zahlen lassen sich noch toppen. Der zweite Großversuch dieser Art ereignete sich in Kolumbien. In der Hauptstadt Bogota dauerte ein Streik des Gesundheitswesens zweiundfünfzig Tage und der Rückgang der Sterblichkeit betrug fünfunddreißig Prozent. Auch in Los Angeles streikten einmal die Ärzte, was zu einem Rückgang der Sterblichkeit um achtzehn Prozent führte.

Aus wissenschaftlicher Sicht untersuchte der Sozialmediziner Milton I. Roemer, Professor für Gesundheitsfürsorge aus Los Angeles, das Phänomen und stellte fest, dass der Rückgang der Sterblichkeit mit weniger Operationen korrelierte. Im Zeitraum des Streiks ging die Anzahl der Operationen um sechzig Prozent zurück. Professor Roemer (1979) konstatierte: Weniger Operationen bedeuten weniger Tote.

Um der Ärzteschaft beizustehen: An mangelnder Operationskompetenz hat es nicht gelegen. Vielmehr sind die Patienten aus dem bequemen Mach-mich-mal-gesund-Modus herausgekommen und haben ihre Einstellung geändert. Sie haben begonnen zu kämpfen und haben weniger schnell resigniert, sich nicht aufgegeben. Sie haben für das eigene Wohlergehen Eigenverantwortung übernommen, für Heilung und für ihr Leben. Raus aus der Ohnmacht, raus aus der Komfortzone und dem Gefühl, den Ärzten ausgeliefert zu sein. Vor allem hatten sie dadurch ein glasklares Ziel vor Augen, das durch kein Ärzteurteil mehr getrübt wurde.

Durch den Wegfall der Ärztebetreuung waren die Patienten urplötzlich auf sich allein gestellt. Sie wurden zu mündigen Menschen, übernahmen Eigenverantwortung, hatten einen veränderten Glauben an ihre Heilungschancen und machten sich ihr eigenes Bild. Es wurden weniger Diagnosen gestellt und vor allem gab es wohl weniger Visiten mit demoralisierenden Gesprächen. Eigenverantwortung ist somit vor allem auch für die psychische Gesundheit eine Art Wunderpille. Wenn sie, wie geschehen, per Zwang verordnet wird, dann macht sie gesund.

Gesundheit ist (auch) eine Entscheidung

Der erste Schritt auf dem Weg zur eigenen Gesundheit ist daher die Entscheidung, sich selbstbewusst und mit dem gebotenen Selbstwert auf ein gesundes und vitales Leben zuzubewegen. Dieser mentale Prozess verbessert schon automatisch den Gesundheitszustand. Ist doch unser Mindset erstmals auf das große Ziel »Gesundheit« ausgerichtet. Die Kompassnadel zeigt in diesem Moment unmissverständlich in Richtung Gesundheit.

Das gibt uns eine Antwort auf die Frage »Wer wollen wir sein?«. Was verstehen wir unter Gesundheit? Wie gesund darf es denn bitte schön sein? Und wie viel Einsatz und Mühe ist mir meine Gesundheit wert?

Der Weg zu Gesundheit, Vitalität und Lebensfreude ist alles andere als gradlinig, er ist bisweilen gepflastert mit Hindernissen, Kreuzungen und Unebenheiten, die uns wiederum helfen, wichtige Erfahrungen zu sammeln, weiter zu wachsen und noch mündiger zu werden.

Dieser Weg ist tatsächlich das Ziel. Unterwegs lernen wir aus unseren Fehlern und Erfahrungen. Wir lernen am eigenen Leib, welche negativen Folgen eine ungesunde Lebensweise haben kann. Wir lernen aber auch, wie ein ungesundes Mindset, eine auf Krankheit ausgerichtete Lebenseinstellung, unser Leben im Griff haben kann.

Fehler in unseren Entscheidungen, gesundheitliche Krisen, ernsthafte Erkrankungen und Verletzungen können einen Wendepunkt in unserem Leben darstellen. Deshalb haben Krankheiten auch immer eine positive Dimension. Jede Erkrankung hat eine Absicht und ein Ziel: Heilung im Sinne des Einswerdens. Es ist ein äußeres Zeichen, dass wir etwas ändern müssen: unser Inneres, unsere Lebenseinstellung, unseren Lebensstil und unsere emotionalen Ausdrücke. Veränderungen tun gut!

Ohne Täler keine Berge

Die Anerkennung und die Annahme der beiden Pole »Gesundheit« und »Krankheit« als wesentliche Merkmale unseres Lebens spielen beim Aufbau deines persönlichen Gesundheitshauses eine wichtige Rolle. Ohne negativ kein positiv, ohne Berge keine Täler, ohne Misserfolg kein Erfolg und ohne Krankheit keine Gesundheit. Der Autor und Arzt Rüdiger Dahlke bezeichnet diese Polarität als »[...] tiefe Zusammengehörigkeit. Es ist unmöglich auf einen Pol zu verzichten«. »Der Schatten mache krank, die Begegnung mit dem Schatten mache heil«, so Dahlke (2008), wobei er »Krankheit als einen in die Stofflichkeit gesunkenen Schattenanteil« bezeichnet.

Den einen Pol dürfen wir nicht als besser oder schlechter als den anderen betrachten. Nur anders. Daraus entsteht die Spannung, die wir Leben nennen. Daraus entstehen aber auch Impulse, gesunde Lebenswege zu gehen, Prävention zu fördern und Rehabilitation aktiv anzugehen. Etwas zu betrachten und anzunehmen, auch Krankheit, ist ein starker Meilenstein auf dem Weg zur Erkenntnis. Sie bringt im wahrsten Sinne des Wortes Licht (Bewusstsein) ins Dunkel und lässt den Kampf und damit unnötigen Energieverlust aufhören. Stattdessen wird verstanden, was die Krankheit uns zu sagen hat. Die Kommunikation mit unseren Symptomen bringt uns weiter, um deren Botschaften zu erfahren. Fragen wir ein Symptom nach seiner Bedeutung, so wird ein Teilbereich unserer eigenen unbewussten Programmierungen sichtbar. Genau in diesem Moment ist es entscheidend, dass wir anerkennen, das etwas ist, und nicht, warum etwas ist! Just in diesem Moment wird der Kampf eingestellt und der Weg zur Gesundung kann konsequent fortgeführt werden.

Christina Berndt (2013) zitiert in diesem Zusammenhang, wenn man im Begriff ist, den Kontakt zu sich, zu seinem Körper und zu seinem Geist zu verlieren, den Psychologen und Psychoneuroimmunologen der Universität Innsbruck, Christian Schubert: »Mancher kann selbst nicht mehr erkennen, wie schlecht es ihm wirklich geht. Der Schlüssel zur Selbstheilung liegt in der Selbstwahrnehmung.«

Die Aufgabe ist demnach, achtsam den angenehmsten und gesundheitsförderlichsten Weg zu finden. Geraten wir in diesem Prozess in einen Flow-Zustand, in dem wir uns wohlfühlen und Gesundheit Schritt für Schritt immer intensiver fühlen, ist genau dieser Weg der richtige. Der Flow-Zustand zeichnet sich durch ein selbstverständliches, gelassenes Handeln aus. Druck und Stress kommen erst gar nicht auf. Wir lassen Gesundheit und Vitalität zu. Je mehr Druck du aufbaust und dich auf das Muss konzentrierst, zum Beispiel »Verdammt noch mal, ich muss jetzt gesund werden!«, desto mehr verkrampfst, verzweifelst und blockierst du den Weg zur Heilung.

Wie reinigst du am besten schmutziges, trübes Wasser? Indem du gelassen bleibst – und wartest. Nach einer Weile setzt sich der Dreck unten ab und das Wasser ist wieder klar. Es hat die Zeit gebraucht, die es gebraucht hat. Ersetze also ein »Ich muss« durch ein »Ich will« und du ersetzt den inneren Druck, etwas tun zu müssen, durch ein inneres Bedürfnis, etwas tun zu wollen.

Der Weg kann das Ziel also in irgendeiner Form beeinflussen. Gelassenheit ist fernab von Verkrampfungen, Zweifeln und Ängsten und kann uns die Richtigkeit unseres Tuns verdeutlichen.

Was sind realistische Ziele in der Gesundheit?

Natürlich muss ein gesundheitliches Ziel auch realistisch sein. Die Frage ist nur, wer bestimmt, was realistisch oder unrealistisch ist? Der Arzt? Die Pfleger? Das Umfeld?

Kann jemand, der vom Hals abwärts querschnittgelähmt ist, das Ziel haben, wieder ohne technische Hilfe laufen zu lernen? Mithilfe von Apparaturen, Computern und künstlicher Intelligenz ist das anders. Hier ist dank der Fortschritte in der Medizintechnik einiges möglich. Der US-amerikanische Schauspieler und Superman-Darsteller Christopher Reeves wollte nach einem schweren Sturz vom Pferd mit einer anschließenden Querschnittslähmung die Nervenruptur in der Halswirbelsäule mittels mentaler Kraft wieder zusammenwachsen lassen.

»Lindbergh schaffte es über den Atlantik; Houdini gelang es, sich aus der Zwangsjacke zu befreien; warum also sollte ich es nicht schaffen, mit genug Geld und Unterstützung durch die Menschen, aus diesem Rollstuhl herauszukommen?« war sein Credo.

Er wollte es mit jeder Faser seines Körpers und war bereit, jede Unterstützung von außen, auch durch seine wirtschaftlichen Voraussetzungen, anzunehmen. Leider konnte Reeves sein Ziel nicht mehr erleben und starb an einer Infektion, in deren Folge er einen Herzstillstand erlitt.

Der deutsche Autor und Dokumentarfilmer Clemens Kuby (2010) war Jahre vorher schon einen Schritt weiter. Im Alter von vierunddreißig Jahren stürzte er von einem Dach aus fünfzehn Metern Höhe und erlitt eine Querschnittlähmung. Innerhalb eines Jahres trat eine Spontanheilung, so wie es die Schulmedizin ausdrückt, ein. Kuby konnte wieder laufen und ließ die Ärzte ratlos zurück. Für den Autor zahlreicher Ratgeber zum Thema Selbstheilung war das kein Zufall, sondern »ein Bewusstseinsprozess, der für jeden möglich ist«.

Maßgeblich ist das Vorliegen eines klaren, mit einem strahlenden Bild versehenen Zieles, das tief ins Bewusstsein und Unterbewusstsein eindringt. Und selbst wenn es für die Außenwelt unrealistisch erscheint, ein motivierendes und inspirierendes Motto, eine Affirmation, wie »Irgendwas geht immer« zum Beispiel, wirkt wie ein Kompass, der den Weg zur Heilung weist.

Die Motivation weiterzumachen wird dann hochgehalten, wenn eine Belohnung erwartet wird. Der Weg zu Gesundheit und Heilung ist bisweilen lang und kleinere Etappenziele sind mentale Erfolgsbooster, die betrachtet, reflektiert und schlussendlich auch gefeiert werden müssen. Schließlich ist eine erreichte Etappe mit wohltuenden intensiven Gefühlen verbunden.

Gesundheit ist nicht nur ein Zustand, sondern auch eine Entscheidung. Der geistige Prozess, Veränderungen anzunehmen und Gesundheit im Fokus zu halten, lässt die Kompassnadel in die richtige Richtung zeigen. Die Hauptsache ist, du machst dich überhaupt auf den Weg. Vergiss zunächst deine vielleicht fehlenden Fähigkeiten und Fertigkeiten. Geh einfach los. Dumbledore, der legendäre Schulleiter der Zauberschule Hogwarts aus »Harry Potter«, hat es überzeugend ausgedrückt: »Es sind unsere Entscheidungen, die zeigen, wer wir wirklich sind, nicht unsere Fähigkeiten.«

Mach dich also auf den Weg zur Gesundheit, Vitalität und Zufriedenheit und umgib dich mit Menschen, die es gut mit dir meinen, deinen Weg anerkennen und dich mit ganzem Herzen unterstützen.

3.2 Lebensstiloptimierung – dein Weg zur ganzheitlichen Gesundheit

Mach dich noch heute auf den Weg. Geh einfach los. Nicht denken oder grübeln bringt dich weiter, sondern machen. Leben wir gesund, achten wir auf uns, werden positive Resultate folgen. In meiner langjährigen Tätigkeit habe ich das unzählige Male beobachtet und gemessen. Ein gesunder Lebensstil erhöht nicht nur das Wohlbefinden im Sinne der psychischen Gesundheit, sondern er wirkt ganzheitlich auf die physische Gesundheit, vor allem messbar. Jeder Mediziner wird das heute bestätigen. Ein zu hoher Blutdruck wird gesenkt, die Durchblutung verbessert, das Gewicht reduziert, die Rückenschmerzen minimiert und das Wohlbefinden gesteigert. Gleichzeitig wird unsere Einstellung auf positiv gedreht. Und kleine Erfolge infolge eines moderaten und wohldosierten körperlichen Trainings führen wiederum zu einer positiven Einstellung. Wir werden fast unmerklich auf Gesundheit programmiert. Ist ein zuversichtliches und unterstützendes Umfeld in Sichtweite, hat man es fast geschafft.

Wiegt die eigene Trägheit jedoch zu schwer, sind die Selbstzweifel zu groß, der eigene Antrieb zu gering und ist eine Unterstützung im Umfeld schlicht nicht vorhanden, dann wird kein Handeln erfolgen. In solchen Fällen empfehle ich, doch auf der inneren Ebene der Einstellungen anzusetzen. Ich werde später im Buch hierauf noch eingehen.

Wie kannst du nun vorgehen, wenn du genug Kraft und Willen für eine Änderung deines Lebensstils verspürst? Das dürfte auf die meisten Menschen zutreffen. Wenn ich von meinen Trainings ausgehe, dann dürften mindesten achtzig Prozent der Menschen in der Lage sein, aktiv und eigenverantwortlich ihren Lebensstil zu verbessern. Stellen wir also die Weichen für eine gesunde Lebensweise, die auch deutlich spürbare positive Ausschläge in unserem Inneren erzeugen wird.

3.3 Dynamische Balance – gesunde Bewegung im Alltag

Der ehemalige britische Premierminister Winston Churchill hatte vollkommen recht. Im Alter von neunzig Jahren antwortete er auf die Frage, warum er denn in seinem hohen Alter noch so fit sei, bekanntermaßen mit seinen berühmten Worten »No sports«. Der Ausspruch »No sports« trifft den Nagel auf den Kopf. Denn Sports bedeutet im angelsächsischen Sprachraum nichts anderes als Leistungssport. Sport der Leistung wegen. Trainieren und Wettkampf mit dem einzigen Ziel – dem Sieg – an die Grenzen gehen. Sport wird assoziiert mit Druck und Kampf. Körper und Psyche wird alles abverlangt. Im Mittelpunkt stehen Meisterschaften und Medaillen, ohne Rücksicht auf die eigene Gesundheit und bisweilen auch die der Rivalen. Von gesunder Bewegung kann keine Rede sein, wird das Leistungsvermögen obendrein oftmals noch durch verbotene stimulierende Substanzen gepusht.

Churchill hat sich geschont, aber erwiesenermaßen trotzdem sehr viel bewegt. In seiner Jugend war der ehemalige britische Premierminister äußerst aktiv. Er spielte Polo, schwamm ausgezeichnet und gewann in dieser Sportart sogar Schulmeisterschaften, er focht und ritt ohne Sattel erstaunlich gut. Auch im hohen Alter bewegte er sich regelmäßig, ging viel spazieren und blieb seinem Schwimmsport bis zuletzt treu.

Die regelmäßigen sportlichen Aktivitäten in seiner Jugend waren bis ins Alter abrufbar. Die Muskulatur hat sozusagen ein Gedächtnis, kann sich also an regelmäßige Aktivitäten, die Jahrzehnte zurückliegen, erinnern. Wer demnach in seiner Kindheit und Jugend agil und sportlich unterwegs war, hat es im Alter wesentlich leichter, wieder mit regelmäßigem Training zu beginnen.

Gesundheitssport wird im Englischen mit dem Begriff »exercises« bezeichnet. Hätte Churchill auf mangelnde Bewegung als Ursache für sein hohes Alter hingewiesen, hätte er mit »No exercises« antworten müssen. Churchill ist über neunzig Jahre alt geworden und wird, vollkommen zutreffend, mit einem weiteren Zitat in Verbindung gebracht: »Keine Stunde, die man mit Sport verbringt, ist verloren.«

Ein biologisches Gesetz

Eine biologische Grundregel besagt: »Die Struktur und Leistungsfähigkeit eines Organs werden bestimmt vom Erbgut sowie von der Qualität und Quantität seiner Beanspruchung.«

Wird also ein Organ permanent unter einer gewissen Schwelle gereizt, ändern sich seine Struktur und seine Leistungsfähigkeit. Am sichtbarsten wird dies bei der Skelettmuskulatur. Wer sich jemals ein Bein gebrochen hat, war erstaunt, wie dünn es nach drei bis vier Wochen Gips geworden ist. Die Muskulatur hat drastisch abgenommen, ist degeneriert. Das Phänomen wird als Inaktivitätsatrophie bezeichnet.

Betrachtet man in diesem Zusammenhang den Herzmuskel, dann sähe es für unseren Motor unter Umständen übel aus. Wenn das Myokard (Herzmuskel) über einen längeren Zeitraum ständig über- oder unterfordert wird, ändert es seine Struktur, wird pathologisch. Und wenn der Vater und Großvater jeweils herzkrank waren, wenn also eine genetische Disposition besteht, ist die Wahrscheinlichkeit, dass der Sohn und der Enkel ebenso an einer koronaren Herzkrankheit leiden werden, relativ hoch. In einem solchen Fall ist der empfehlenswerte Weg die Prävention, das heißt die Anpassung an eine vitale Lebensgewohnheit, also das Ruder rechtzeitig zu einem gesunden Lebensstil herumzureißen, bevor es zu spät ist.

Was glaubst du: Wie gut sind die Menschen in Deutschland in Sachen Bewegung oder Exercises, wenn wir im Wortsinn von Winston Churchill bleiben wollen? Wie viel bewegen wir uns jeden Tag? Die aktuellen Zahlen sind ziemlich bescheiden, genau genommen eher peinlich schlecht: Laut einer Studie der Deutschen Krankenkassen und der Sporthochschule Köln aus dem Jahre 2023 sitzen die Deutschen im Schnitt 9,2 Stunden täglich. Im Vergleich zu dem Pandemiejahr 2020 sind es tatsächlich dreißig Minuten mehr pro Tag geworden. Noch trauriger ist der Vergleich mit der Erhebung vor acht Jahren. 2015 bewegten wir uns im Schnitt neunzig Minuten mehr, und zwar pro Tag. Ein Alarmzeichen!

Optimierung der konditionellen Grundeigenschaften

Um diesem gefährlichen Trend entgegenzuwirken, kommen Bewegung und Sport ins Spiel. Der Körper will optimiert werden, damit sich Wohlbefinden und Fitness einstellen können. Dabei werden die fünf konditionellen Grundeigenschaften Ausdauer, Kraft, Koordination, Beweglichkeit und Schnelligkeit verbessert. Wobei man beim Aspekt der Schnelligkeit Abstriche machen muss. Im Leistungssport, der bekanntlich den Jüngeren vorbehalten ist, hat sie eine herausragende Bedeutung. Um Gesundheit und Vitalität zu fördern, darf die Schnelligkeit keine Rolle spielen. Stresshormone werden ausgeschieden, der Blutdruck schnellt in die Höhe und die Herz- und Atemfrequenzen steigen ebenfalls über die Maßen. Für Körper und Geist heißt es dann: Stress pur. Ab einem gewissen Alter braucht man das nicht mehr. Im Gegenteil.

Umso mehr stehen die anderen Grundeigenschaften im Fokus, um den Körper in Form zu bringen. Eine Klassifizierung darf ich vermeiden. Alle übrigen motorischen Fähigkeiten haben ihre besondere Bedeutung und stehen für sich.

Die Ausdauerleistungsfähigkeit oder Ermüdungswiderstandsfähigkeit wurde in früheren Jahren immer wieder propagiert und hat die anderen vier leider zu sehr in den Hintergrund gedrängt. Fakt ist aber, dass Ausdauersport die Herz- und Kreislauffunktion verbessert, den Blutdruck senkt, das Atemvolumen hebt und die Durchblutung fördert. Nicht zu vergessen sind die positiven Einflüsse auf das Gemüt und den mentalen Zustand.

Eine Studie aus Kopenhagen hat über einen Zeitraum von fünfundzwanzig Jahren untersucht, welche Sportarten die Lebenserwartung am besten erhöhen. Das Ergebnis ist für alle Anhänger der folgenden Sportarten erfreulich: Tennis spielen bringt offenbar fast zehn Jahre, Fußball spielen immerhin knapp fünf und Schwimmen satte dreieinhalb Jahre.

Wer die Schere zwischen seinem biologischen und seinem tatsächlichen Alter weiter auseinanderziehen möchte, sollte sich in erster Linie ausgewogen ernähren und ausdauernd bewegen. Nicht nur Schwimmen sei hier genannt, sondern auch Gehen in allen Variationen, also Spazierengehen, Walken, Wandern oder Nordic Walking. Wer intensive Ausdauersportarten betreiben möchte, kann zum Joggen und Laufen übergehen. Aber auch Radfahren und Rudern bieten sich an. In diesem Zusammenhang ist eine weitere dänische Studie zu erwähnen, in der festgestellt wurde: Wer regelmäßig und dauerhaft mit dem Rad zur Arbeit fährt, senkt die Sterblichkeitsrate um vierzig Prozent. So ehrlich müssen wir aber sein, die Untersuchung wurde mit normalen Rädern durchgeführt, nicht mit E-Bikes. Ausdauersport unterstützt, für viele ein angenehmer Nebeneffekt, erheblich beim Abnehmen. Verbrannte Kalorien stellen eine wichtige Maßnahme gegen übergewichtsbegründete gesundheitliche Probleme wie Typ-2-Diabetes, Gelenkbeschwerden und Fettleber dar. Apropos Diabetes mellitus: Wohl kaum eine Krankheit korreliert so mit Inaktivität wie Diabetes Typ 2, die oftmals als »Wohlstandsseuche« bezeichnet wird. Über sieben Prozent der Erwachsenen leiden aktuell in Deutschland bereits an Diabetes mellitus, 1976 lag der Anteil noch bei knapp drei Prozent und 1940 kannte man die Krankheit kaum. Sie betraf lediglich 0,2 Prozent der Bevölkerung. In den Nachkriegsjahren, bedingt durch noch anhaltende Mangelernährung und körperliche wie geistige Überforderung, war sie ebenso kaum vertreten. Und was passiert heute? Zurzeit ist das Diabetesmittel Ozempi in den USA in aller Munde. Eine neu entdeckte Nebenwirkung des Präparates ist Gewichtsverlust, und so glauben nicht wenige Amerikaner, auf diese Weise unnötige Pfunde verlieren zu können. Ein mehr als fragwürdiger Trend, der fernab liegt von der Idee einer ganzheitlichen Gesundheit.

Das Trainieren der Kraftfähigkeiten hat ebenfalls eine große Bedeutung. Was vor Jahren noch undenkbar schien, ist heute ein selbstverständlicher Therapieansatz in der Behandlung von Herzinsuffizienz. Krafttraining wird bei einer chronischen Herzschwäche gewinnbringend eingesetzt. Der Ausdauersport hat hier sein Alleinstellungsmerkmal verloren.

Die Muskelmasse nimmt von Jahr zu Jahr kontinuierlich ab und wird durch Fett ersetzt. Das beginnt schon ab dem dreißigsten Lebensjahr. Wer dagegen nichts unternimmt, verliert pro Jahr »zwischen von 0,3 bis 1,3 Prozent. So gehen rund dreißig bis fünfzig Prozent der Muskelmasse bis zum achtzigsten Lebensjahr schleichend verloren«, erklärt Professor Cornel C. Sieber, Chefarzt der Klinik für Allgemeine Innere Medizin und Geriatrie am Krankenhaus Barmherzige Brüder in Regensburg (2017).

Krafttraining kommt daher eine enorme Bedeutung zu. Muskeln aufbauen kann man in jedem Alter und beugt so Gebrechlichkeit vor. Letztendlich stellt die Gebrechlichkeit den alles überrollenden Tsunami der Krankheiten in unserer Gesellschaft dar.

Die Koordination zu trainieren heißt, die Bewegungsqualität zu verbessern und alltägliche Bewegungen zu ökonomisieren und so Kräfte einzusparen. Aber auch in der Sturzprophylaxe macht sich eine koordinativ trainierte Motorik bemerkbar. Stürze werden verhindert oder durch rechtzeitige Reaktionen abgemildert. Wichtig ist aber auch die Wirkung des Koordinationstrainings auf das Gehirn. Wer koordinativ aktiv ist, beugt direkt einer Demenzerkrankung vor. Der Tanzsport sei an dieser Stelle genannt, der nachweislich demenziellen Erkrankungen entgegenwirkt.

Und last but not least die Beweglichkeit: Eine optimierte Beweglichkeit hilft deutlich, sich im Alltag besser zu bewegen. Das fängt beim Schuhebinden an und hört beim Schulterblick im Auto auf. Daher will auch die Beweglichkeit regelmäßig trainiert sein. Eine gute Wirbelsäulengymnastik kräftigt nicht nur die Skelettmuskulatur, sondern verbessert spürbar die Beweglichkeit.

Und jeder Sportler nimmt es wahr: Regelmäßige Bewegung hat eine positive Wirkung auf unsere Stimmung und auf die psychische Gesundheit im Allgemeinen. Auch Sport ohne Leistung, Druck und Stress setzt Glückshormone frei. Endorphine können Stress und Angst reduzieren, die Stimmung verbessern und zur Bewältigung von Depressionen beitragen.

Die Bedeutung von regelmäßigem körperlichem Training hat auch COVID-19 gezeigt. Ein trainiertes Immunsystem kam viel besser mit dem Virus klar. Die Symptome zeigten sich weniger auffallend. Moderate Bewegung stärkt das Immunsystem und reduziert Entzündungen. Der Körper kann Krankheitserreger und Infektionen effektiver bekämpfen.

Das Phänomen des häufig dauererkrankten Hochleistungssportlers kennen wir. Die Sportler, die häufig im roten Bereich trainieren, ihrem Körper eine dauernde Überlastung zumuten, sind doppelt so häufig von Infekten geplagt als Gesundheitssportler, die sich zum größten Teil im grünen Trainingsbereich zwischen Entspannung, Wohlergehen und sportlicher Betätigung befinden.

Was beide Typen gemeinsam haben, ist besserer Schlaf. Regelmäßige motorische Aktivität verbessert die Schlafqualität. Durch den Sport wird der Schlaf reguliert und die Durchschlafzeiten werden verlängert. Ein guter Schlaf ist wichtig für die körperliche Erholung und die geistige Leistungsfähigkeit.

Nicht zuletzt wird durch Bewegung, Sport und Spiel die soziale Interaktion gefördert. Man kommt mit anderen Menschen in Kontakt und motiviert sich gegenseitig. Einsamkeit wird reduziert und das soziale Wohlbefinden gesteigert. Die Mitgliedschaft in einem Sportverein schafft Zugehörigkeit und soziale Kontakte.

Bei allen Plädoyers für mehr Bewegung im Alltag, für mehr Sport und ein Mehr an körperlichem Training sei nicht vergessen, dass die Dosis das Gift macht. Die Weltgesundheitsorganisation (WHO) empfiehlt, mindestens einhundertfünfzig Minuten moderate oder fünfundsiebzig Minuten intensive körperliche Aktivität pro Woche zu absolvieren. Je nach körperlicher Konstitution und Gesundheitszustand. Bevor du mit einem neuen Sportprogramm beginnst, konsultiere einen Arzt deines Vertrauens, um sicherzustellen, dass dein Sportvorhaben den eigenen körperlichen Fähigkeiten und Gesundheitsbedürfnissen entspricht.

Entscheidend ist, dass Sport und Bewegung mit Spaß, Freude und Entspannung betrieben werden. Also ohne Wettkampf und Gewinnen-Müssen. Der Sport soll die Waage zwischen Unter- und Überforderung halten. Wenn sie in Richtung Leistung und Druck tendiert, wird gesundheitlich das Gegenteil erreicht. Das Immunsystem wird geschwächt, Herz und Kreislauf überfordert. Der Blutdruck steigt, die Gefäße sind überlastet und Krankheit entsteht schleichend.

Es klingt banal, aber es ist nie zu spät, damit anzufangen, in jedem, selbst im hohen Alter nicht. Altern aufhalten funktioniert nicht. Die alte Redewendung »Nicht dem Leben mehr Jahre geben, sondern den Jahren mehr Leben« kann man immer noch in jeder Hinsicht unterschreiben. Die Qualität macht's. So lassen sich einige gute Jahre gewinnen beziehungsweise bei gegenteiliger Lebensweise auch verlieren. Wer sich viel bewegt, lebt länger. So lautet schlussendlich die banale Erkenntnis. Dank eines durch regelmäßige Bewegung perfekt funktionierenden Immunsystems.

3.4 Nahrung als Heilmittel – die Kraft einer gesunden Ernährung

Der US-amerikanische Biologe David C. Nieman wird wie folgt zitiert: »Was man isst und trinkt, ist eine der wichtigsten Entscheidungen, die man im Leben für seine Gesundheit trifft.« (Berndt 2023)

Schon in der Schule wird heute Grundwissen über eine gesunde Ernährung vermittelt. Zudem wird der Buchmarkt Jahr für Jahr mit neuen Ratgebern zur gesunden Ernährung überschwemmt. Dankbar scheint die Leserschaft jeden neuen fantasievollen Trend und jeden als neu propagierten Standard über eine ausgewogene und vielfältige Ernährung aufzunehmen.

Ich bin kein Ernährungswissenschaftler und möchte auch nicht die Lanze dafür brechen, ob nun Low Carb oder vegan der bessere Ansatz ist, um sich mit Nährstoffen zu versorgen. Jeder Ansatz hat seine Fans und sicherlich auch seine Berechtigung.

Wenn ich gefragt werde, welche Ernährung ich empfehle, dann nenne ich die seit Jahrzehnten propagierte und effektive Mittelmeerkost. Dieser Ernährungsansatz spricht sehr viele Menschen an und vor allem ist sein Beitrag zu einem gesunden Leben gut dokumentiert. Die Mittelmeerkost liefert alle notwendigen Nährstoffe, um den Körper optimal zu versorgen. Damit meine ich natürlich nicht nur Pizza und Pasta, sondern eine Zusammensetzung des Essens, wie es für die meisten ans Mittelmeer angrenzenden Länder typisch ist. Der Ernährungsmediziner Professor Udo Rabast (2007) aus Hattingen konstatiert: »Rings um das Mittelmeer gibt es signifikant weniger Infarkte. Nur die Mittelmeerkost wirkt lebensverlängernd.«

Wer demnach seine Ernährung schon in jungen Jahren radikal umstellt, gewinnt bis zu zehn Jahre an Lebenszeit hinzu, lautet die Prognose der Ernährungswissenschaftler. Selbst für Achtzigjährige kann es sich noch lohnen. Forscher der Universität Bergen haben es mit ihren bahnbrechenden Forschungsergebnissen auf den Punkt gebracht. Auf Basis der Global-Burden-of-Disease-Studie (2007), die über dreißig Jahre Todesfälle, Krankheiten und deren Risikofaktoren untersuchte, war die Quintessenz recht banal: auf Fleisch verzichten, Hülsenfrüchte und Vollkornprodukte essen. Zugegebenermaßen ein recht spärlich gedeckter Tisch. Umso wirkungsvoller scheint es, die Menüfolge mit der Mittelmeerkost zu ergänzen.

Die Mittelmeerküche wird von vielen Medizinern wie auch von der Deutschen Herzstiftung propagiert und ist gekennzeichnet durch sehr wenig Fleisch, eher Fisch, Olivenöl, einen hohen Anteil pflanzlicher Nahrung, Gemüse, Obst, Milchprodukte, kein Salz, sondern Gewürze und Kräuter wie Petersilie, Basilikum, Thymian, Rosmarin und nicht zu vergessen Knoblauch.

Die stärkste Waffe der Mittelmeerkost sind die mehrfach ungesättigten Fettsäuren, die nachweislich unsere Gefäßwände vor Verkalkung und damit vor Herzinfarkt und Schlaganfall schützen. Sie wirken als Antioxidantien. Hier sind vor allem die Omega-3-Fettsäuren zu nennen. Professor Gohlke (2017) von der Deutschen Gesellschaft für Kardiologie: »Insbesondere der Konsum von fettem Fisch mit einem hohen Anteil an Omega-3-Fettsäuren wie Makrele, Sardine, Hering, Lachs und Forelle ist als günstig anzusehen«.

Und um jedem Fischgegner und den Anhängern von Nahrungsmittelergänzungsprodukten den Zahn zu ziehen, noch ein wichtiger Hinweis: Fischölkapseln sind wissenschaftlich erwiesen nicht wirksam zur Vorbeugung von Herzinfarkt und Schlaganfall.

Wer isst, muss auch trinken. Wobei damit in erster Linie Wasser gemeint ist. Eine ausreichende Flüssigkeitszufuhr ist wichtig für eine gute Hydratation, das heißt für den Ersatz des Wassers, das der Körper durch Schweiß, Urin, Blut und die täglichen Funktionen verliert, aber auch für die Gehirntätigkeit und den allgemeinen Stoffwechsel.

Und wenn wir schon auf Alkohol kaum verzichten können, dann natürlich in Maßen. Ein Gläschen Wein dient der Entspannung, der Geselligkeit und der Gesundheit. Auf den täglichen Alkoholkonsum würde ich allerdings verzichten. Alkohol ist und bleibt ein Zellgift und führt mittel- und langfristig zu gesundheitlichen Problemen.

Alles in allem ist auch die Ernährung individuell zu betrachten. Jeder Mensch ist anders, reagiert anders und hat eine andere Konstitution. Die Bedürfnisse, Lebensumstände und Krankheitsgeschichten des Einzelnen sollten berücksichtigt werden, da nicht jede Ernährungsweise für jeden Menschen gleich gut geeignet ist. Die persönlichen Präferenzen, der jeweilige Gesundheitszustand und Lebensstil spielen eine Rolle bei der Auswahl einer passenden Nahrungszusammenstellung. Die regelmäßige Beachtung der Aktualisierung von Ernährungsempfehlungen und -richtlinien von Gesundheitsorganisationen auf Grundlage neuer wissenschaftlicher Erkenntnisse sei hier natürlich ausdrücklich empfohlen.

Die Sache mit dem Übergewicht

Der alte negative Grundsatz »zu fett, zu süß, zu salzig und zu viel« zählt noch immer bei der Entstehung von Übergewicht und Adipositas, der krankhaften Fettsucht.

Zu fett: Die Gesamtmenge der zugeführten Fette ist mitverantwortlich für Übergewicht. Vor allem handelt es sich um die gesättigten Fette, die sich in Fast Food, in Fertigprodukten, Backwaren, Kokosfetten, Palmöl und Frittierfett verstecken. Exemplarisch sind hier Fleisch, Wurst, Schinken, Speck und Schweineschmalz zu nennen.

Zu süß: Süßigkeiten sind kalorienreich und können leicht zu einer übermäßigen Gesamtkalorienaufnahme beitragen. Gleichzeitig enthalten sie wenig Nährstoffe, sind demnach leere Kalorien. Durch eine rasche und drastische Erhöhung des Blutzuckerspiegels erhöht sich langfristig die Gefahr, an Diabetes mellitus zu erkranken. Das Problem des schnellen Blutzuckeranstiegs ist, dass er wieder zu einem raschen Abfall führt, und wenn der Blutzuckerspiegel zu niedrig ist, verspüren wir wieder Heißhunger. Ein Teufelskreis kann entstehen. Grundsätzlich schlecht sind Süßigkeiten nicht, wenn sie in Maßen genossen werden. Wir wissen: Die Dosis macht das Gift. So können sie zu einem achtsamen und entspannten Genuss beitragen, der wiederum das Wohlbefinden steigert. Achtsam ein kleines Stückchen Schokolade im Mund schmelzen zu lassen und bewusst mit aller Zeit der Welt zu genießen, erfreut die Seele.

Zu salzig: Zu viel Salz hat verschiedene negative Auswirkungen auf unseren Körper. Salz bindet Wasser und begünstigt so die Entstehung von Bluthochdruck, einem Risikofaktor für Herzinfarkt und Schlaganfall. Durch den Blutdruckanstieg und die Belastung für das Herz-Kreislauf-System steigt die Gefahr von Gefäßschäden und Ablagerungen in den Arterien.

Zu viel Salz begünstigt ferner Nierenerkrankungen, Wassereinlagerungen, insbesondere in den Beinen und im Bauchraum, ist ein Risiko für die Entstehung von Osteoporose und damit von Knochenbrüchen und für Magenkrebs. Die Weltgesundheitsorganisation (WHO) empfiehlt eine tägliche Salzzufuhr von weniger als fünf Gramm pro Tag (entspricht etwa einem Teelöffel). Vor allem Fast Food und Snacks überschreiten dieses Limit deutlich. Andere Gewürze wie Basilikum, Thymian, Rosmarin und Knoblauch können das Salz ersetzen.

Zu viel: Wenn wir mehr Kalorien zu uns nehmen, als wir verbrennen, speichert der Körper die überschüssigen Kalorien als Fett, was langfristig und schleichend zu einer Gewichtszunahme führt. Ein gesundes Abnehmen ohne zusätzliche Bewegungsreize und Sport ist kaum möglich. Dabei hilft vor allem auch, die Masse an Essen deutlich zu reduzieren. Nutze doch einen kleinen Teller, auf dem die kleinere Portion größer aussieht als sie ist. Dann hast du eine befriedigend große Portion auf einem kleinen Teller, anstatt eine viel zu große Portion auf einem großen Teller. Lerne, auf deinen Körper zu hören und nur dann zu essen, wenn du wirklich hungrig bist. Langsam zu essen und bewusst zu kauen, kann dir helfen, schneller ein Sättigungsgefühl zu erreichen und Überessen zu vermeiden. Du solltest dich bewusst auf das Essen konzentrieren und dich nicht durch Fernsehen oder den Blick auf dein Handy ablenken.

Wichtig ist auch, dass du keine Mahlzeiten überspringst, um Kalorien zu sparen. Regelmäßige, ausgewogene Mahlzeiten sind wichtig, um den Blutzuckerspiegel stabil zu halten und Heißhungerattacken zu verhindern. Ein gesunder Snack zwischen den Mahlzeiten kann helfen, den Stoffwechsel aktiv zu halten.

Oftmals sind wir ungeduldig, wollen zu viel in möglichst kurzer Zeit und greifen dann zu Diäten und vermeintlichen Wundermitteln, die schnelle Ergebnisse versprechen. Sie sind nicht immer gesund und führen langfristig nur selten zum gewünschten Erfolg. Der berühmte Jo-Jo-Effekt ist ein Beispiel.

Es erfolgt im Anschluss an die Gewichtsabnahme eine noch größere Zunahme, weil nicht das Ernährungsverhalten und die Einstellung zur gesunden Ernährung umgestellt wurden, sondern die Gewichtsabnahme zu rasch erfolgte. Ein Kilogramm Gewichtsreduktion pro Monat ist machbar, gesund und motiviert weiterzumachen. Das sind zwölf Kilogramm im Jahr. Geschafft nur mit der Änderung der Lebenseinstellung in Richtung gesunder Ernährung. Gesundes Abnehmen ist ein Prozess, der Zeit und Geduld erfordert. Setze dir realistische Ziele und feiere jeden Fortschritt, den du machst. Vergleiche dich nicht mit anderen, bleibe bei dir und lass dich von kurzfristigen Rückschlägen nicht entmutigen. Das Ziel ist die langfristige Veränderung und diese erfordert einen konsequenten und positiven Ansatz.

Gesundes Abnehmen ist keine schnelle Lösung, sondern bedingt einen langfristigen, bewussten Lebensstil und eine manifestierte Haltung, die auf ausgewogener Ernährung, regelmäßiger Bewegung, Gelassenheit und Geduld beruht. Indem du deinem Körper die richtigen Nährstoffe zuführst und für eine aktive Lebensweise sorgst, wirst du nicht nur Gewicht verlieren, sondern auch deine Gesundheit verbessern und dich insgesamt energiegeladener und zufriedener fühlen.

Die Energiepyramide fasst alles auf einem Blick zusammen. Die Basis ist ausreichende, tägliche Bewegung von täglich mindestens dreißig Minuten, zum Beispiel zügiges Gehen. Obst, Gemüse und mindestens eineinhalb Liter Wasser pro Tag stehen im Zentrum der Energieaufnahme, ergänzt von Getreidebeziehungsweise Vollkornprodukten. Milchprodukte, Fisch, Fleisch und Eier sollten etwas reduziert verzehrt werden. Fette und Süßigkeiten sollten nur sparsam auf dem Speiseplan stehen.

Die Ernährungspyramide

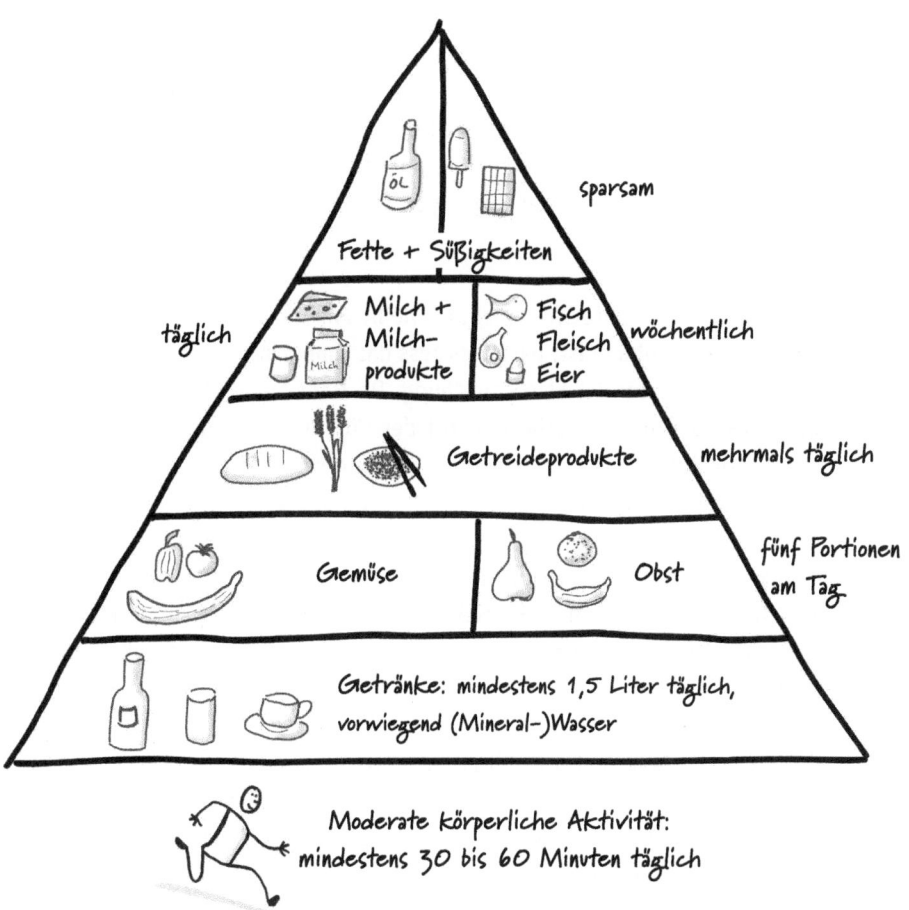

sparsam

Fette + Süßigkeiten

täglich

Milch +
Milch-
produkte

Fisch
Fleisch
Eier

wöchentlich

Getreideprodukte

mehrmals täglich

Gemüse

Obst

fünf Portionen
am Tag

Getränke: mindestens 1,5 Liter täglich,
vorwiegend (Mineral-)Wasser

Moderate körperliche Aktivität:
mindestens 30 bis 60 Minuten täglich

3.5 Entspannung als Schlüssel der Regeneration

Der dritte wichtige Baustein für eine physische oder körperliche Gesundheit sind Phasen der Entspannung. Körper und Geist ständig im roten Bereich zu überlasten, ist mit einem gesunden Lebensstil nicht zu vereinbaren. Was der Mensch zwingend braucht, ist die Balance zwischen Über- und Unterforderung. Leben Menschen hingegen in chronischem Disstress oder befinden sie sich dauerhaft in mentaler Überforderung, kommt es zu innerem und äußerem Verschleiß. Die Lebenserwartung sinkt, das zeigen viele Studien, drastisch.

Disstress, der schlechte Stress, ist und bleibt somit Krankheitsauslöser Nummer eins. Das Problem ist, dass Disstress das Immunsystem in hohem Maße schwächt. Der Vater der Stressforschung, Dr. Hans Selye (1936), definierte Stress als »die unspezifische Antwort des Körpers auf eine Anforderung«. Ist sie freiwillig, handelt es sich um Eustress, den guten Stress. Handele ich hingegen unter Druck, wird er in Disstress umgewandelt. Der Körper reagiert chemisch und verändert seinen Hormonhaushalt. Wenn unser Organismus im Gleichgewicht von An- und Entspannung bleibt, ist er dauerhaft leistungsfähig. Entsteht ein Missverhältnis, wird man krank. Sympathikus, der Stressnerv, und Parasympathikus, der Entspannungsnerv, sind aufeinander angewiesen.

Befindet man sich häufig in Situationen ständiger Überforderung, ist bewusster Ausgleich notwendig, um Krankheiten zu vermeiden. Bewegung und Sport sind wirkungsvolle Stresslöser, aber auch Entspannungstechniken wie die progressive Muskelentspannung, autogenes Training oder Meditation können helfen, das Immunsystem fit zu halten. Im Optimalfall sollte eine dieser Techniken regelmäßig angewendet werden. Reflektiere kurz: Wie oft hast du negativen Stress oder Disstress? Wie und wann sorge ich mit Entspannungstechniken für einen Ausgleich? Die meisten Menschen mit hohen Disstressanteilen wenden keine Entspannungstechniken an. Gut für die Lebenserwartung ist die Sache freilich nicht.

3.6 Gesundes Mindset – Gedanken, die ganz nebenbei heilen

Ein gesundes Mindset, gerne auch als gesunde Lebenseinstellung oder positive Denkweise bezeichnet, spielt im Dreiklang mit gesunder Ernährung und gesunder Bewegung eine entscheidende Rolle als Grundlage für die Gesundheit eines Menschen. Es geht darum, die Art und Weise zu verändern, wie man denkt und fühlt. Mit der Frage »Wie gehe ich mit meiner Situation um?« solltest du deine Überlegungen beginnen.

Die Beantwortung impliziert das Ausmaß an positiver Grundhaltung und Resilienz. Eine gesunde innere Haltung kann die körperliche Gesundheit beeinflussen, indem sie die Fähigkeit zur Bewältigung von Stress verbessert, die Motivation für gesunde Verhaltensweisen fördert und somit eine direkte positive Auswirkung auf das gesamte Wohlbefinden hat.

Eine positive Denkweise kann dazu beitragen, dass man sich auf das Gute im Leben konzentriert, sich weniger von negativen Gedanken beherrschen lässt und stets das Prinzip Hoffnung spürt. Das reduziert Stress und stärkt das psychische Wohlbefinden.

Der bereits angesprochene Selbstwert und das Selbstbewusstsein fördern ein inneres Gleichgewicht und wirken indirekt auf unsere psychische Gesundheit.

Wir haben auch gesehen, dass Selbstwert und Selbstbewusstsein Voraussetzungen sind, um zu einer optimistischen Grundhaltung kommen zu können.

Achtsam positive Momente bewusst wahrzunehmen, ohne zu urteilen, hilft uns, weiter Stress abzubauen, die Konzentration zu verbessern und das allgemeine Wohlbefinden zu steigern. Eine optimistische Grundhaltung macht uns weiterhin den Einstieg in eine gesunde Lebensweise leichter. Durch sie pflegen wir uns und geben acht auf unsere Gesundheit. Dafür sollten wir dankbar sein, Demut zeigen, um so zu einem besseren emotionalen Gleichgewicht zu kommen. Nicht zu vergessen ist die Suche nach Gemeinschaft mit Gleichgesinnten und Freunden. Soziale Unterstützung anzunehmen und anzubieten, stärkt zusätzlich das eigene Mindset und stimuliert die eigene psychische Gesundheit.

Der wichtigste Punkt hierbei sind Geduld und Hartnäckigkeit. Die Entwicklung einer positiven Lebenseinstellung erfordert Zeit, Übung, Selbstreflexion und Disziplin. Wenn du das Gefühl hast, es selbst nicht zu schaffen, dann habe bitte keine Scheu, professionelle Unterstützung von Psychologen oder Therapeuten zu suchen. Menschen, die diesen Schritt gingen, sind im Nachhinein fast immer sehr dankbar dafür. Denn es ist hier wie beim Sport: Professioneller Support lohnt sich immer.

Resilienz

Ein wichtiger, fast entscheidender Aspekt ganzheitlicher Gesundheit ist die eigene Widerstandsfähigkeit. Wie gehe ich mit Erkrankungen um? Wie stark sind meine Motivation und mein Wille, aktiv an einer Heilung mitzuwirken?

Man spricht von der Resilienz, der Widerstandsfähigkeit. Eine starke Resilienz beziehungsweise Widerstandskraft hilft, Herausforderungen und Rückschläge besser zu bewältigen. Man kommt gestärkt aus schwierigen Situationen heraus. Sie hilft, sich schneller zu erholen und somit auch schneller wieder fit zu sein.

Der Begriff »Resilienz« stammt ursprünglich aus der Werkstoffphysik und bezeichnet die Fähigkeit von Gegenständen, nach Drucksituationen wieder ihre ursprüngliche Form zurückzuerlangen. Wenn du einen Schwamm mit aller Kraft zusammendrückst und loslässt, wird er wieder in seine ursprüngliche Form zurückschnellen. Du kannst so viel Kraft aufbringen, wie du willst. Die Form des Schwammes kannst du nicht verändern. Resilienz ist somit die Fähigkeit des Menschen, schwierige Situationen wie etwa Krisen oder Katastrophen ohne dauerhafte Beeinträchtigung zu überstehen.

Eine Widerstandsfähigkeit gegen drohende Erkrankungen aufzubauen, ist ein Prozess der Anpassung. Sie ist nicht angeboren, sondern wir können sie erlernen und weiterentwickeln. Wer bereits in früher Kindheit gelernt hat, mit Krisen und Problemen umzugehen, hat sich angepasst und wird auch im Erwachsenenalter die Kraft haben, innere und äußere Widerstände psychisch und physisch zu überstehen. Daher ist es bis zu einer Grenze bisweilen ungünstig, Kinder allzu sehr in Watte zu packen und sie von und vor allen Herausforderungen, die der Alltag bietet, befreien und schützen zu wollen. Widerstandsfähigkeit will trainiert werden. Es handelt sich um eine wichtige Eigenschaft, die es Menschen ermöglicht, schwierige Zeiten zu überstehen und gestärkt aus ihnen hervorzugehen. Resiliente Menschen können ihre emotionale Balance aufrechterhalten und ihre psychische Gesundheit schützen, selbst wenn sie mit belastenden Situationen konfrontiert sind. Störungen wie Angst oder Depressionen werden minimiert. Gleichzeitig wird das Immunsystem trainiert und dadurch das Risiko von stressbedingten Krankheiten reduziert.

Resiliente Menschen begegnen uns als selbstbewusste Menschen, mit einer starken Persönlichkeit und einer festen Meinungsbildung. Sie sind privat und im Berufsleben Führungspersönlichkeiten und in der Lage, verantwortungsvoll voranzugehen. Gleichzeitig wissen sie soziale Unterstützung der Gemeinschaft, Familie und Freunde zu schätzen und anzunehmen. Dadurch wird ihre Gesundheit zusätzlich geschützt. Die selbstbewusste Persönlichkeit resilienter Menschen drückt sich auch in ihrer Fähigkeit zur Selbstregulation aus. Sie können Emotionen besser steuern und impulsives Verhalten reduzieren. Dies trägt dazu bei, dass sie genauso selbstbewusst gesunde Entscheidungen im Hinblick auf Lebensstil, Ernährung und Bewegung treffen, was wiederum ihre Gesundheit fördert. Es versteht sich von selbst, dass resiliente Menschen eine positive Lebenseinstellung pflegen. Krisen, Probleme und Krankheiten werden als Herausforderungen angesehen und mit einer wirkungsvollen Dosis Optimismus angegangen.

Stressbewältigungsmaßnahmen, wie autogenes Training, progressive Muskelentspannung und Meditation, Achtsamkeitstraining, aber auch regelmäßige fordernde Bewegung, gesunde Ernährung und der Aufbau von sozialen Netzwerken können dazu beitragen, eine Widerstandsfähigkeit aufzubauen und somit entscheidend die psychische und physische Gesundheit zu unterstützen.

Gegenwärtig scheint es vielen Arbeitnehmern an Resilienz gegenüber psychischen Erkrankungen zu mangeln. Nach einem Bericht der Barmer Ersatzkasse waren im Jahr 2022 achtzehn Prozent der Fehlzeiten auf psychische Erkrankungen zurückzuführen. Damit liegen sie an zweiter Stelle, hinter Atemwegserkrankungen und noch vor Rückenbeschwerden. Beschäftigte waren wegen mentaler Erkrankungen 2022 am längsten krankgeschrieben. Im Schnitt fehlten sie an ihrem Arbeitsplatz fünfundvierzig Tage, mehrheitlich wegen Depressionen. Doch was beeinflusst die Gesundheit der Psyche in der Arbeitswelt? Es sind viele Faktoren, denen man gezielt durch ein betriebliches Gesundheitsmanagement entgegenwirken kann:

- Disstress (Zeitdruck, Hektik, steigende Informationsflut, ständige Erreichbarkeit),
- fehlende Anerkennung und Zuwendung (Mobbing, Cybermobbing, fehlende Unterstützung durch Vorgesetzte),
- schlechte Atmosphäre (negatives Arbeitsklima, Schicht- und Nachtarbeit, Gewalterfahrungen, sexuelle Belästigungen).

Interessant in diesem Zusammenhang ist die Tatsache, dass der Bildungsstand die mentale Gesundheit beeinflusst. Akademiker haben, laut Barmer Report, reduzierte Risiken, an Erkrankungen der Psyche zu leiden.

Einmal mehr ein Plädoyer für jeden Arbeitgeber, sich seinen Mitarbeitenden zuzuwenden und Möglichkeiten zur Verbesserung der psychischen Situationen und zum lebenslangen Lernen zu schaffen.

Die perfekte Ergänzung: lebenslanges Lernen

Bewegung im körperlichen Sinne, aber auch im Hinblick auf die geistige Weiterentwicklung, sowie der Aufbau eines positiven, gesunden Mindsets implizieren noch eine weitere Sache: das lebenslange Lernen. Das andauernde Aneignen neuer Impulse ist der Inbegriff geistiger und seelischer Gesundheit und somit ein Synonym für innere Beweglichkeit und Bewegung.

»Wer rastet, der rostet«, sagt der Volksmund so banal, und er hat, wie meistens, recht. Aber was symbolisiert Bewegung deutlicher als lebenslanges Lernen? Eine neue Sprache lernen, einen neuen Tanz, noch nie angewendete Bewegungen, zum Beispiel eine Anhöhe rückwärtsgehend erklimmen, eine neue Sportart ausprobieren oder auch Stricken lernen. Möglichkeiten und Ideen für neue Reize gibt es genug. Der berühmte österreichische Psychiater, Autor und Begründer der Logopädie, Viktor Frankl, hat noch im Alter von siebenundsechzig Jahren den Pilotenschein gemacht.

Mein Kollege Matthias Herzog hat es mit dem Akronym LEBE zusammengefasst: **L**ernen, **E**rnährung, **B**ewegung und **E**ntspannung. Als Metapher dazu hat er das Kugelspiel von Isaac Newton »Newtons cradle«, auch Newton-Wiege genannt, gewählt.

Ich möchte dieses Bild aufgreifen und wie folgt interpretieren: Die fünf Kugeln übertragen ihre Energie und stoßen sich gegenseitig an. Das Kugelspiel nehme ich als Metapher für eine harmonische, ganzheitliche Gesundheit.

Die Kugeln stehen von außen nach innen für Bewegung, Lernen, Ernährung, Entspannung und positive Lebenseinstellung.

Wenn wir eine äußere Kugel anstoßen, steckt sie ihr Pendant auf der Gegenseite an. Die anderen Kugeln indes bleiben regungslos und dienen als Blocker.

Newtons cradle

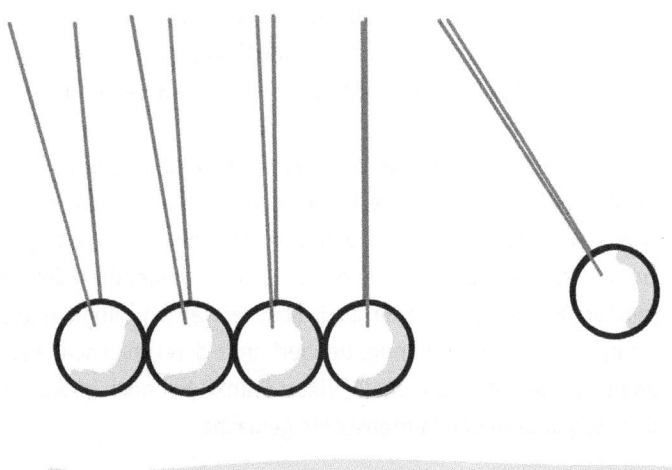

Wenn wir demnach die Kugel »positive Lebenseinstellung« anstoßen, steckt sie die Kugel »Bewegung« an. Sind wir demnach mit einer optimistischen Haltung gesegnet, fällt uns regelmäßige Bewegung nicht schwer, im Gegenteil. Die anderen Kugeln bleiben jedoch ruhig. Nehmen wir nun die Kugeln Optimismus und Entspannung und lassen sie schwingen, wird die Motivation zu Bewegung und lebenslangem Lernen größer. Nun aber bleibt die mittlere Kugel »Ernährung« regungslos.

Was wir aber brauchen ist ein harmonisches, rhythmisches Schwingen aller Kugeln im Gleichgewicht der Kräfte, im Sinne einer ganzheitlichen Gesundheit: regelmäßige Bewegung, lebenslanges Lernen, gesunde Ernährung, regelmäßige Entspannung und eine optimistische Grundhaltung.

So wird Gesundheit möglich.

4.
Wie gesund können wir sein?
Eine Reise zu unseren Potenzialen

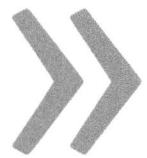

Gesundheit ist weniger ein Zustand als eine Haltung. Und sie gedeiht mit der Freude am Leben.

Thomas von Aquin (1225–1274), italienischer Philosoph

Die Frage könnte man auch anders stellen: Ist zu erwarten, dass der Mensch per se gesund ist? Steckt Gesundheit bereits als Grundzustand und als Faktum in uns? Gehört demnach Gesundheit zum Menschsein? Impliziert das Älterwerden automatisch das Entstehen von Krankheiten?

Der Alterungsprozess begleitet uns seit der Geburt, unmerklich wohlgemerkt. Ab zwanzig Jahren etwa wird es dann ernst. Das lässt sich nicht verhindern. Das Atemvolumen der Lungen wird bereits kleiner, die Leistungsfähigkeit nimmt ab. Mit weiteren Jahren verliert die Haut an Spannkraft, die ersten Falten entstehen. Ab etwa fünfunddreißig Jahren zeigen sich bei nicht wenigen Menschen die ersten grauen Haare. Auch das Hören wird schleichend schlechter. Bei Frauen nimmt die Fruchtbarkeit schon im Alter von etwa fünfundzwanzig Jahren ab. Den Männer geht es nicht besser. Mit zunehmenden Alter sinkt ihr Testosteronspiegel.

Der Bewegungsapparat macht sich nach und nach bemerkbar. Schon mit dreißig Jahren nimmt die Elastizität der Knorpel langsam ab, die Bandscheiben werden dünner und Rückenschmerzen werden zu Plagegeistern. Auch der Wassergehalt im Körper beginnt zu sinken. Die Elastizität der Augenlinse nimmt sogar schon ab dem fünfzehnten Lebensjahr ab und das Scharfstellen zum guten Sehen wird über die Jahre immer schwieriger. Ist man dann irgendwann Mitte fünfzig, wird es richtig ernst. Das Altwerden macht dann keinen Spaß mehr. Der zunehmende Muskelabbau und, damit einhergehend, der Fettaufbau machen sich bemerkbar. Niere und Leber verlieren an Leistung, die Entgiftung läuft schleppender.

Schauen wir auch auf unseren Lebensmotor, das Herz. Auch ihm bekommt das Alter nicht. Das Tempo der Blutgefäßverkalkung, der Arteriosklerose, nimmt zu, das Herz gerät unter Druck, der Blutdruck steigt, langsam, aber stetig, jedoch kaum spürbar.

Hört sich alles ziemlich krank an und doch steigt unsere Lebenserwartung. Aktuell (2023) liegt die durchschnittliche Lebenserwartung bei 78,3 Jahren (Männer) und die der Frauen bei 83,2 Jahren. Vor einhundert Jahren lag sie im Schnitt bei gerade einmal achtundfünfzig Jahren (Männer) beziehungsweise sechzig Jahren (Frauen). Und vor einhundertfünfzig Jahren wurden die Menschen in Deutschland nur halb so alt wie heute. Ein 2020 geborenes Mädchen hat aller Voraussicht nach die Chance, dreiundneunzig Jahre alt zu werden.

Diese Entwicklung scheint auch so weiterzugehen. Eine Tochterfirma von Google in den USA forscht daran, die Altersgrenze des Menschen systematisch zu verschieben. Das offiziell kommunizierte Ziel: zweihundertfünfzig Jahre.

Das passiert natürlich nicht von allein. Wenn wir uns nicht selbst um unsere Gesundheit kümmern, ist alles umkehrbar.

»Wer raucht, trinkt, sich nicht bewegt, mangelernährt ist und viel Stress hat, altert vor«, so Professor Michael Denkinger (2019), Chefarzt und ärztlicher Direktor der Agaplesion Bethesda Klinik Ulm. »Die Spanne zwischen dem biologischen Alter und dem tatsächlichen kann dann fünfundzwanzig bis dreißig Jahre betragen.« Dann hätten Mittfünfziger die körperliche Konstitution von Achtzigjährigen.

»Voraltern« ist in diesem Zusammenhang ein bemerkenswerter Begriff, verdeutlicht er doch die Bedeutung von konsequenter Prävention und lässt die Einstiegsfragen beantworten: Ja, der Mensch hat ein Gesundheitspotenzial.

Fragen wir uns, wie wir so alt werden können, wie wir wollen, dann sind wir wieder bei der Eigenverantwortung. Jeder hat individuelle Fähigkeiten und Ressourcen, die es ihm ermöglichen, seine Gesundheit zu fördern, zu erhalten oder wiederherzustellen. Und diese Ressourcen wollen genutzt werden.

Jeder von uns hat mit seinem Immunsystem auch die genetische Veranlagung, sich selbst zu heilen und zu regenerieren. Es kommt nun aber eine Sache hinzu, die nicht genetisch disponiert ist. Die Fähigkeit und der Wille zur Disziplin und zur Umsetzung motivierten Handelns. Wenn wir unsere Gesundheitspotenziale wirklich ausschöpfen wollen, dann gilt es, hier anzusetzen.

Die individuellen gesundheitlichen Ressourcen, die gefördert werden wollen, unterteilen sich neben einem bewussteren Lebensstil in die geistige, soziale und intellektuelle Gesundheit. Psychische Gesundheit umfasst psychische Ressourcen wie die Fähigkeit, sich zu entspannen und mit Stress umzugehen, Widerstandsfähigkeit (Resilienz) und das Ziel, eine optimistischere Einstellung zu entwickeln. Die soziale Gesundheit betrifft das menschliche Bedürfnis nach sozialen Kontakten, Zugehörigkeit und Bindung sowie die Qualität eines helfenden, harmonischen sozialen Netzwerks. Das Bedürfnis nach intellektueller Gesundheit umfasst Bildung und Wissensstand. Fundierte und selbstbewusste Entscheidungen zur Förderung seiner eigenen Gesundheit, aber auch die seiner Schutzbefohlenen, wollen getroffen werden.

Individuelles Gesundheitspotenzial

Das Gesundheitspotenzial, also die Möglichkeiten, mit denen wir gesund werden und bleiben können, ist für jeden Einzelnen höchst individuell und hängt doch von einer Vielzahl von Faktoren ab, zum Beispiel von der genetischen Veranlagung, den Umweltbedingungen, unter denen man aufwächst und lebt, und dem Bildungsniveau. Hier haben leider nicht alle die gleichen Chancen. Lebensstilentscheidungen und soziale Unterstützungssysteme können die Kompassnadel in unterschiedliche gesundheitliche Richtungen ausschlagen lassen. Die Umgebung, in der man lebt, und die Menschen, die einen umgeben, sollten immer wieder reflektiert werden. Und dennoch: Die bewusste Entscheidung zu einer gesunden Lebensweise liegt immer wieder beim Individuum. Wer, auch mithilfe von anderen, konsequent sein vorhandenes Gesundheitspotenzial erkennt und nutzt, wird mit einem Mehr an Lebensqualität belohnt. Das Risiko für bestimmte Krankheiten wird reduziert und die Gesundheit auf lange Sicht erhalten.

Die viel gelobten Präventionsprogramme der Krankenkassen werden gerne belächelt. Doch das geschieht vollkommen zu Unrecht. Denn sie zielen darauf ab, Menschen zu unterstützen und zu ermutigen, ihr Gesundheitspotenzial bestmöglich auszuschöpfen. Vielleicht liegt es am Wort »Prävention«. Das klingt für viele einfach nicht attraktiv genug. Doch täuschen wir uns da nicht selbst? Ist es nicht verführerisch, vital und mit Lebensfreude ein paar Jahre mehr für sich herauszuschlagen? Liegt es vielleicht daran, dass wir den Wert der Vorabendfernsehserie höher ansiedeln als die eigene Gesundheit?

Das vorhandene Gesundheitspotenzial bewusst wahrzunehmen und zu pflegen, ist in unserer eigenen, ganz persönlichen Verantwortung. Wir haben es in der Hand, unsere Möglichkeiten zu nutzen. Immer.

Ich habe das mit einem kleinen Modell verdeutlicht. Die Potenziale werden eingerahmt vom Potenzialrahmen. Sind wir bereit, an unseren Fähigkeiten und Talenten zu arbeiten, uns also weiterzuentwickeln, sind wir in der Lage, diesen Potenzialrahmen weiter zu dehnen, uns sprichwörtlich zu entwickeln und uns zu entfalten. Die Entwicklung beziehungsweise Entfaltung unseres Gesundheitspotenzials, das heißt die Optimierung der Lebens- und Denkweise, bedeutet sprichwörtlich, Gesundheit zu leben. Darunter fällt auch die selbstbewusste Bewältigung von Störfaktoren, wie Krankheiten, Verletzungen, aber auch Ängste und persönliche Krisen.

In der Abbildung auf der folgenden Seite ist der Potenzialrahmen mit gestrichelter Linie eingezeichnet. Vor allem emotional ist dieser Prozess ein Gewinn. Wir fühlen uns wohl, sind vital und aktiv, leben sozial in geordneten Bahnen und sind eingebettet in ein glückliches, selbstbestimmtes Leben, das Spaß macht.

Der Potenzialrahmen ist durchlässig. Gesundheitsentwicklung und -entfaltung sind möglich

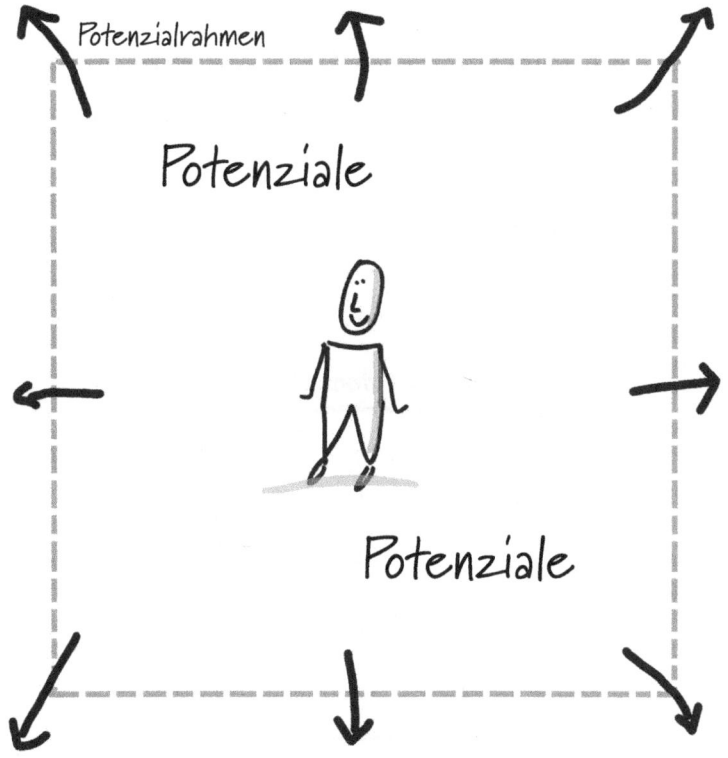

Verzichten wir jedoch, aus welchen Gründen auch immer, vielleicht hindert uns eine antrainierte Trägheit an der persönlichen Weiterentwicklung der gesundheitlichen Ressourcen, mauern wir uns selbst ein, wie in der nächsten Abbildung durch die dicke, durchgezogene Linie erkennbar ist. Wir kommen nicht mehr weiter, verharren in einer schlechten, ungesunden Lebensweise. Stagnation macht sich breit. Die Folge sind Frustration und Unzufriedenheit, in einem Teufelskreis von zu süß, zu fett, zu viel. Hinzu kommen häufig zu viel Alkohol, zu viel Aggressivität, zu viel Depression und so weiter.

In solchen Fällen regiert uns der Autopilot. Wir bleiben in festgefahrenen Bahnen stecken und müssen konstatieren: Nicht »ich lebe«, sondern »ich werde gelebt«.

Der Potenzialrahmen ist undurchlässig. Gesundheitsentwicklung und -entfaltung sind kaum möglich

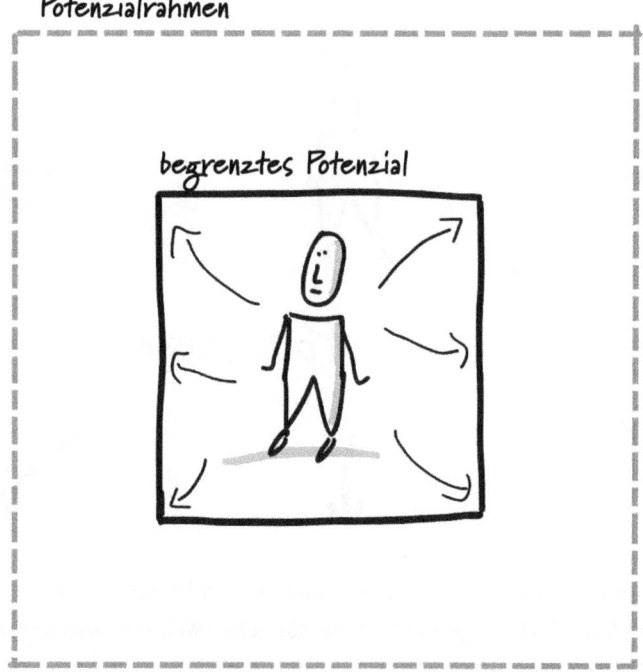

Potenzialrahmen

begrenztes Potenzial

Um unsere Gesundheitspotenziale zu leben und zu entwickeln, brauchen wir eine gute Stimmung und positive Emotionen. Es muss uns gelingen, bei Laune zu bleiben und in eine optimistische Stimmung zu kommen. Eine gute Stimmung ist die Voraussetzung zur Ausschöpfung unserer Potenziale. Ehrgeiz, Disziplin und Motivation bringen wenig, wenn die Stimmung schlecht ist. Wir sind am meisten motiviert, wenn wir Wärme, Güte und Liebe erfahren und einer inspirierenden Idee dienen. Und diese Idee könnte heißen: »Meine Gesundheit optimieren«.

Baruch de Spinoza, niederländischer Philosoph des siebzehnten Jahrhunderts, hat es auf den Punkt gebracht: »Das zu sein, was wir sind, und das zu werden, was wir in der Lage sind zu werden, ist der Zweck des Lebens.«

Zur Ausschöpfung unserer (Gesundheits-)Potenziale wäre die Entwicklung positiver Emotionen durch Freundlichkeit im Innen und Außen ein erster, großer Schritt.

Radikale Freundlichkeit

Freundlichkeit tut gut. Das wissen wir alle. Wenn wir sie geben, kommt sie augenblicklich zurück. Halte doch mal jemandem im Alltag die Tür auf, hilf einer alten Dame über die Straße, lass doch mal jemandem den Vortritt. Die Reaktionen lassen nicht lange auf sich warten. Nach einem Danke folgt ein Lächeln. Und das wiederum tut uns erstaunlich gut. Es wird einem warm ums Herz. Es tut gut, hilfsbereit, zugewandt und freundlich zu sein. Wenn wir das alle konsequent umsetzen würden, jeden Tag aufs Neue, könnten wir die Welt ein bisschen besser machen. Und uns selbst glücklicher, erträglicher und gesünder.

Das haben auch Forscher der Princeton University herausgefunden. Bei Freundlichkeitsübungen, wie zum Beispiel einem Obdachlosen einen Kaffee zu spendieren oder die eigene Großmutter anzurufen, registrierten die Forscher einen signifikanten Anstieg des Wohlbefindens – bei Empfänger und Spender der Wohltaten. Um den berühmten Glücksforscher Martin Seligman rankt sich die Geschichte über die Postfiliale. Seligman ärgerte sich darüber, mehr als eine halbe Stunde vor der Post Schlange zu stehen, um Ein-Cent-Briefmarken zu kaufen. Die Post hatte kurz vorher das Porto um einen Cent erhöht. Als er endlich an die Reihe kam, kaufte er kurzentschlossen zehn Bögen mit je einhundert Ein-Cent-Marken für zehn Dollar. Er rief in die Schlange »Wer braucht Ein-Cent-Briefmarken?« und verschenkte sie. Die Folge war, dass die Schlange sich auflöste und er sich gut fühlte, weil die anderen Beteiligten sich freuen. Dieses Phänomen wird als »Do good feel good« bezeichnet, in der Wissenschaft auch »Helpers high« genannt und als ein Grund für Altruismus angesehen.

Radikale Freundlichkeit kann aber auch als Waffe dienen. Meine Mutter pflegte zu sagen: »Sei zu deinen Gegnern besonders freundlich.« Und ich habe es gespürt, wie entwaffnend freundliche Zuwendung wirken kann. In meinem Job als Geschäftsführer einer Gesundheitsinstitution musste ich bisweilen Beschwerdemanagement betreiben. Wenn zum Beispiel eine Therapiestunde ausfiel und ein Teilnehmer Wutentbrannt ins Büro kam, weil wir ihm nicht rechtzeitig Bescheid sagen konnten, wir hatten ihn schlicht nicht erreicht. Ein einfaches »Ich kann Sie gut verstehen« nahm im Bruchteil einer Sekunde Dampf vom Kessel. Das folgende »Ich bitte um Entschuldigung« beruhigte die Situation im Anschluss vollkommen und ein sachliches Gespräch, ohne Emotionen, konnte geführt werden. Freundlichkeit als Waffe, um das Gegenüber zu entwaffnen. Freundlichkeit aber auch als Infektion. Andere anstecken und daran Freude haben. Eine Kettenreaktion könnte gestartet werden, als gesunde Pandemie sozusagen.

Die Psychologie spricht etwas kühl von »prosozialem Verhalten«, die Philosophie von der Lebenseinstellung, nach der »Fürsorge für andere Lebewesen zu suchen«, wie der Berliner Philosoph Christian Uhle (2023) es ausdrückt. Freundlichkeit sei kein »Verhalten, sondern eine Haltung«. Schon in der Antike war Freundlichkeit ein Teil eines ganzen Katalogs von Grundtugenden, wie Mut und Gerechtigkeit. Der Mensch als das sozialste Wesen auf der Welt muss sich seines freundlichen Wesens bewusster werden. Er ist es, der bewusst entscheiden kann, wen er schützt und wie er ein großes Miteinander gestalten kann. Er ist es aber auch, der mit dem Vorurteil brechen kann, Wertschätzung, Respekt und Freundlichkeit seien Zeichen von Schwäche oder Naivität. Nett hat nichts mit doof zu tun. Im Gegenteil, es ist ein Aspekt der Stärke. Karrieren werden gefördert, Barrieren abgebaut, Unternehmen nach innen und außen gestärkt – eine Voraussetzung für Erfolg.

Dem Wiener Psychiater und Holocaust-Überlebende Viktor Frankl wird folgendes Zitat zugeschrieben: »Zwischen Reiz und Reaktion liegt ein Raum«. In diesem Raum haben wir die Wahl, uns für eine Reaktion zu entscheiden. Und in der Reaktion liegt unsere Entwicklung und Freiheit. In der Freiheit wiederum haben wir die Möglichkeit zur radikalen Freundlichkeit.

Freundlichkeit der gnadenlosesten Spezies auf Erden

Leider hat der Mensch auch eine dunkle Seite, ist zu großer Brutalität imstande. Der Anthropologe Brian Hare (2006) sagt dazu: »Wir sind die toleranteste und zugleich gnadenloseste Spezies auf Erden.« Indem bei allen Kriegen und Krisen eine große Distanz aufgebaut wird, entsteht eine Entmenschlichung. Humanitäre Begegnungen werden vermieden. Krieg auf Knopfdruck. Wir müssen es aktuell fast täglich erleben, wie die russische Propaganda die ukrainische Regierung als Nazis verunglimpft, um so ihren Angriffskrieg zu rechtfertigen. Der Satz des römischen Komödiendichters Titus Plautus ist damit wieder aktuell: »Denn der Mensch ist dem Menschen ein Wolf, kein Mensch. Das gilt zum mindesten so lange, als man sich nicht kennt.«

Das Max-Planck-Institut für Kriminalität in Freiburg geht der Frage nach: »Was fördert und was behindert prosoziales Verhalten?«. Festgestellt wurde, dass sich Frauen gleichbleibend, unabhängig vom Geschlecht des Gegenübers, prosozial verhalten, während Männer grundsätzlich freundlicher zu Frauen sind als zu Gleichgeschlechtlichen. Die genetische Rivalität unter Männern drückt sich hier wohl deutlich aus.

Forschende Wissenschaftler der US-amerikanischen Stiftung »Random Acts of Kindness« stellten signifikant messbare positive gesundheitliche Auswirkungen von kleinen Gesten der Freundlichkeit fest. Was die psychische Gesundheit betrifft, werden Ängste abgebaut und das Selbstwertgefühl gesteigert. Ein wichtiger Aspekt und Grundvoraussetzung zum Aufbau einer positiven Lebenseinstellung. Glückshormone, wie Oxytocin und Serotonin, sowie Endorphine werden ausgeschüttet. Wenn man so will, als Belohnung vom Gehirn. Gleichzeitig sinkt das Stresshormon Cortisol und mit ihm deutlich der Blutdruck. Die Lebenserwartung steigt.

Im Rahmen der Neuroplastizität lässt sich konstatieren: Wir können Freundlichkeit und Empathie lernen. Unser Gehirn ist plastisch und die Areale, die für Empathie, Fürsorge und Freundlichkeit zuständig sind, können durch konsequentes Ändern der Denkstrukturen optimiert werden. Es ist der gleiche Prozess, den wir auch zur Änderung der Lebenseinstellung an den Tag legen können. Die Formbarkeit, die Elastizität der Hirnareale lässt dies, wissenschaftlich bewiesen, zu. Wie ein Muskel verdickt sich während des Trainingsprozesses das Areal, das für Empathie zuständig ist. Wie im Einzelnen mental trainiert wird und welche Forschungsergebnisse die Effekte untermauern, ist in den folgenden Kapiteln beschrieben.

Claudia Hammond (2023), Professorin für Psychologie an der Boston University in London, hat zwölf Schritte zu einem freundlicheren und rücksichtsvolleren Miteinander festgelegt:

1. Folge der Fährte der Freundlichkeit
Suche bewusst Beispiele für Freundlichkeit im Alltag und schreibe sie auf. Wie gehen die Menschen freundlich miteinander um? Was machen sie?

2. Genieße die Herzenswärme guter Taten
Wie fühlst du dich nach einer guten Tat? Genieße das positive Gefühl. Es geht nicht um Aufopferung, sondern darum, ein anständiger, rücksichtsvoller Mensch zu sein.

3. Hol dir mit einem Ehrenamt eine Extraportion Glück

Ein Ehrenamt zugunsten der Gemeinschaft stärkt Selbstwertgefühl und Selbstvertrauen, kommt also wieder zu dir zurück. Die Win-win-Situation macht glücklich.

4. Praktiziere aktive Empathie

Trainiere Empathie, zum Beispiel mit einer Empathie-Meditation. Nach dem Training bist du motivierter, andere zu unterstützen.

5. Freundlichkeit gehört auf keine To-do-Liste

Bleibe gelassen, setze dich nicht unter Druck. Ein paar aufmunternde Worte zu deinen Mitmenschen können schon ausreichen.

6. Lies positive Literatur

Bücher, die ans Herz gehen, aktivieren Mitgefühl, und wir können uns in die Gefühlswelt anderer Menschen hineinversetzen.

7. Höre zu

Höre aufmerksam zu und versuche, dich in den anderen hineinzuversetzen.

8. Beginne Gespräche mit Fremden

Die Menschen werden freudig überrascht sein. Und diese Freude schwappt dann zu dir über.

9. Übe Ehrfurcht

Gehe Spazieren und staune über die Welt, die dich umgibt. Über einen besonders schönen Baum, über die Blumenwiese, die uns die Natur geschenkt hat. Übe Ehrfurcht gegenüber allem, was dich daran erinnert, wie wunderbar die Welt ist.

10. Gehe sorgsamer mit den sozialen Netzwerken um

Halte inne, bevor du etwas postest, was du später bereust. Teile positive Beiträge und vermeide Tastenkriege.

11. Stelle dich auf eine Heldentat ein

Um bei Notfällen effektiv helfen zu können, absolviere einen Erste-Hilfe-Kurs und denke schon vorher Notfallszenarien durch.

12. Sorge für Wohlbefinden bei dir selbst

Sei nett zu dir. Belohne dich auch nach kleinen Erfolgen. Sorge für Erholung und Entspannung, damit du fit bist, dich auch um andere kümmern zu können.

Reiße also das Ruder herum, hin zu einer konsequenten, radikalen und letztendlich entwaffnenden Freundlichkeit. Zugunsten deiner Umgebung, aber auch zugunsten deiner Gesundheit. Und wo könnte dies wirkungsvoller gelebt werden als in Krankenhäusern, Pflegeeinrichtungen und Rehabilitationskliniken? Zum Wohle der Patienten und deren Therapieerfolg? Leider sind alle drei Institutionen durch Fachkräftemangel und Sparzwänge arg gebeutelt und das Personal entsprechend überlastet. Aber kann das eine Entschuldigung für Unfreundlichkeit und wenig Zuwendung den Patienten gegenüber sein? Ich erlebte dies hautnah in einem Krankenhaus. Damals leitete ich als Trainer eine Herzgruppe, in der Rehabilitationssport nach einem überstandenen Herzinfarkt beziehungsweise bei einer chronischen Herzerkrankung praktiziert wird. Und in dieser Funktion musste ich mit einem meiner Schützlinge die zentrale Aufnahme des Krankenhauses aufsuchen. Der Blutdruck des Herzsportlers war zu hoch, um ihn nach Hause zu entlassen, geschweige denn mit dem Sport weiterzumachen. Der Druck ging und ging nicht runter, trotz aller Bemühungen. Es blieb uns nichts anderes übrig, als die Notaufnahme im gleichen Haus aufzusuchen. Was mich dann erwartete, machte mich fassungslos. Nachdem wir ankamen und sich erst nach zehn Minuten Suchen jemand fand, der sich unserer annahm, wurden wir zunächst grußlos und schlecht gelaunt empfangen. Kein Lächeln, kein freundliches Wort, nichts. Ich bekam den Eindruck, wir störten. Meiner Schilderung, dass der Blutdruck viel zu hoch sei und nicht sinke, wurde kaum Bedeutung geschenkt. Hatte man mir überhaupt zugehört? Nach einer Wartezeit von fünfundvierzig Minuten kam dann endlich ein Arzt. Ausgerechnet in einem Krankenhaus, in dem man vertrauensvoll gesunden soll, hat man den Eindruck, man müsse sich entschuldigen, dass man als Patient ausgerechnet in diesem Haus Hilfe sucht. Noch einmal: zu wenig Zeit, zu wenig Personal, zu viel Arbeit und Kostendruck. Alles auf Kosten der Patienten. Eine starke Resilienz, Ausdruck einer optimistischen Haltung, ist hier notwendiger denn je – und erlernbar im Rahmen einer Persönlichkeitsentwicklung.

5.
Gesundheit ist eine Entscheidung. In sieben Schritten Körper, Geist und Seele stärken

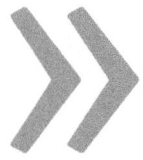

Es gibt keine Krankheit des Körpers außerhalb des Geistes.

Sokrates (469–399 vor Christus), griechischer Philosoph

Die Pandemie hat gezeigt: Maßnahmen wie Hände gründlich waschen, Mundschutz tragen und Gebrauchsgegenstände desinfizieren sollten uns vor COVID-19 schützen. Kann das, was außen funktioniert, auch nach innen wirken? Die Frage muss ich mit einem klaren Ja beantworten. Es ist eine Sache der Einstellung, wie ich mit einer Pandemie, die eine ganze Nation physisch und psychisch belastet, umgehe. Auf der einen Seite möchte ich mich selbst schützen, um nicht angesteckt zu werden. Andererseits ist es von entscheidender Bedeutung, nicht egoistisch zu sein, sondern jegliche Schutzmaßnahmen zu nutzen, um auch seine Mitmenschen zu schützen. Ein klares und entscheidendes Thema der Lebenseinstellung. Wie stehe ich zu meiner Gesundheit und inwieweit denke ich nach außen, zugunsten anderer?

Dabei spielt die Gedankenhygiene eine Rolle, die genauso wichtig für die Gesundheit ist wie äußerliche Hygienemaßnahmen während einer weltweiten Pandemie.

Auch ohne Corona putzen wir uns zweimal täglich die Zähne und tun damit etwas für unsere Mundhygiene und Zahnerhaltung, durch einen täglichen Spaziergang trainieren wir unser Herz-Kreislauf-System, um keinen Herzinfarkt oder Schlaganfall erleiden zu müssen, und wir können durch bewusste Änderung unserer Gedanken unsere Prägungen und unser Verhalten hin zu Gesundheit und Vitalität wandeln.

Über dreißigtausend Gedanken schießen uns jeden Tag durch den Kopf. Machen wir uns bewusst, dass wir es selbst in der Hand haben, was wir denken und wie wir mit uns selbst sprechen. Der bewusste und achtsame Umgang mit den eigenen Gedanken und das bewusste, im positiven Sinn gesteuerte Führen der eigenen Selbstgespräche haben beide das Potenzial, unser Leben zu verändern. Werde dir bewusst, wie du mit dir selbst sprichst. Wenn es dir gut geht, sage es! Geht es dir schlecht, verschweige es. Du bist immer in der Lage, Selbstgespräche in die richtige Richtung zu steuern. Je mehr du ein Unwohlsein oder Krankheit durch negative Selbstgespräche befeuerst, desto schwieriger wird ein Wohlsein im Rahmen einer Gesundung.

5.1 Exkurs: Die Kraft der Gedanken

Es gibt Dutzende zum Teil spektakuläre wissenschaftliche Belege, die die Kraft der Gedanken aufzeigen: In Indien hat ein Yogi nach eigenen Angaben siebzig Jahre (!) lang weder gegessen noch getrunken. Ein Team von dreißig Ärzten unterschiedlicher Fachrichtungen untersuchte ihn zwei Wochen lang auf Herz und Nieren und musste konsterniert feststellen:»Es bleibt ein Rätsel«. Die extreme Askese des dreiundachtzigjährigen Yogi Prahlad Jani wird als Phänomen bezeichnet, da er zudem weder Urin noch Stuhl abgibt. Der Leiter des staatlichen Verteidigungsinstituts (DIPAS) in Indien bestätigte, dass er während der Zeit seiner Beobachtung mit Flüssigkeit nur zum Baden oder Gurgeln in Berührung gekommen sei. Jani gewinnt seine Energie zum Überleben nach eigenen Angaben allein aus Meditation und Yoga-Übungen, die er seit seinem achten Lebensjahr täglich über mehrere Stunden ausübt.

Der amerikanische Geheimdienst wollte die Kraft der Gedanken für einen Einsatz gegen Krieg und Terror nutzen. Ausschlaggebend war der Bericht über die Russin Nina Kulagina Anfang der Sechzigerjahre des letzten Jahrhunderts. Sie schien über telepathische Superkräfte zu verfügen. Nicht nur, dass sie durch reine Gedankenkraft leblose Objekte bewegen konnte, ihr soll es gelungen sein, aus wenigen Metern Entfernung durch Konzentration den Herzschlag eines Frosches zu stoppen. In Zeiten des Kalten Krieges waren diese Nachrichten für die Amerikaner Grund zur Gegenreaktion und so gründeten sie in Ford Bragg im US-Bundesstaat North Carolina das erste parapsychologische Regiment. Hier sollten Spezialeinheiten sich genau diese Fähigkeiten aneignen.

Robert G. Jahn und Brenda J. Dunne vom Labor des Princeton Engineering Anomalies Research (PEAR) leiteten über fünfundzwanzig Jahre lang ein Projekt, bei dem sie die sogenannte Mikro-Psychogenese maßen. Sie gingen der Frage nach:»Wie wirkt ein zielgerichteter Gedanke auf Zufallsgeneratoren?«. Den Probanden wurden auf einem Computerbildschirm zwei wechselnde Bilder gezeigt, zum Beispiel Cowboys oder Indianer, und im Anschluss die Aufgabe gestellt, mittels Gedankenkraft das Gerät so zu beeinflussen zu versuchen, dass ein Bild häufiger erscheint als das andere. Danach sollten sich die Versuchspersonen so konzentrieren, dass das andere Bild häufiger auftrat, und sich schließlich so konzentrieren, dass das Gerät in keine Richtung beeinflusst wurde. Nach über zweieinhalb Millionen Versuchen haben die beiden Forscher zweifelsfrei nachgewiesen, dass der menschliche Gedanke in der Lage ist, das Gerät wie gewünscht durch die Kraft der Gedanken zu beeinflussen.

Diese Versuche wurden von achtundsechzig anderen Forschern unabhängig voneinander wiederholt.

Das Löffelbiegen als Showsensation von Uri Geller im Fernsehen wird häufig als Partytrick bezeichnet. Sicherlich steht die Fernsehunterhaltung im Vordergrund, unabhängig davon, als wie seriös die Handlungen zu werten sind. John Hasted (2007), Forscher am Birbek College der Unversity of London, hat dies zum Anlass genommen, das Phänomen wissenschaftlich zu untersuchen, und experimentierte mit Kindern. Er hängte Schlüssel an eine Zimmerdecke und setzte die Kinder etwa ein bis drei Meter unter die Schlüssel. An jedem Schlüssel befand sich ein Dehnungsmessgerät, das jede Veränderung der Schlüssel registrierte und aufzeichnete. Hasted bat nun die Kinder, kraft ihrer Gedanken die herunterhängenden Schlüssel zu verbiegen. Beobachtet wurde, dass manche Schlüssel sich verbogen, andere hin- und herschwangen, manche sogar brachen. Der Diagrammschreiber registrierte Maximalwerte mit abrupten und starken Spannungsspitzen. Nach den Studien mit materiellen Dingen wurden auch solche mit organischem, lebendem Versuchsmaterial durchgeführt.

Selbst Tiere sind in der Lage, Ziele durch Einsatz ihres Geistes zu erreichen, wie der folgende Versuch zeigte: René Peoc'h (2007) von der Fondation ODIER in Nantes, Frankreich, experimentierte mit Küken und einem Roboter mit eingebautem Zufallsgenerator als Mutterhenne. Der Roboter bewegte sich frei außerhalb des Käfigs, in dem die Küken waren. Seine Laufwege wurden registriert und aufgezeichnet. Der Roboter bewegte sich zweimal häufiger auf die Küken zu als vorher, als die Küken nicht im Käfig waren. Der Wunsch der Küken, ihrer Mutter nahe zu sein, schien wohl den Roboter zu beeinflussen und näher an den Käfig zu führen.

In einer anderen Studie befestigten die Forscher eine brennende Kerze auf einem beweglichen Zufallsgenerator. Die Küken, die im Dunkeln gehalten wurden, empfanden das Licht als angenehmen und konnten den Roboter so beeinflussen, dass er häufiger in die Nähe ihres Käfigs kam, als es zu erwarten war.

Natürlich gab es auch weitere Untersuchungen, wie Gedanken des Menschen andere Lebewesen beeinflussen können: William G. Braud, Psychologe und Forschungsdirektor der Mind Science Foundation in San Antonio, Texas, und seine Mitarbeiter wiesen nach, dass menschliche Gedanken die Richtung schwimmender Fische beeinflussen können und die Bewegungen anderer Tiere (zum Beispiel von Rennmäusen). Sogar den Einfluss der Gedankenkraft auf den Zerfall von Zellen wies er eindrucksvoll nach.

Ein häufig untersuchtes Phänomen ist die Fernheilung. Fast einhundertfünfzig Studien wurden zu diesem Thema durchgeführt. Eine der seriösesten und renommiertesten Forscherinnen, Dr. Elisabeth Targ, Tochter des Parapsychologen Russel Targ, konnte in einer großen Untersuchung nachweisen, dass vierzig Fernheiler aus ganz Nordamerika den Gesundheitszustand von AIDS-Patienten im Endstadium verbessern konnten, obwohl die Heiler nie Kontakt mit ihnen hatten, geschweige denn sie gesehen haben.

5.2 Die Entscheidung für eine bessere Gesundheit umsetzen

Nun zurück zur Transformation der eigenen Einstellungen. Der Exkurs über die Kraft der Gedanken ist zur Ermutigung gedacht und zeigt, dass es möglich ist und sich lohnt, an der eigenen Einstellung zu arbeiten, unabhängig davon, wie die eigenen Erfahrungen während der Kindheit unsere Haltungen programmierten. Entscheidend ist der Weg raus aus der Komfortzone und der unbedingte Wille, etwas an sich, seiner Einstellung und damit seiner Welt verändern zu wollen. Was im Laufe von vielen Jahren dem Unterbewusstsein eingetrichtert wurde, kann auch in kurzer Zeit tiefer in unsere Schatzkammer verlagert werden. Es kann also Platz für positive Gedanken und Muster gemacht werden, für die Erfüllung unserer Sehnsüchte und Ziele sowie für ein langes, gesundes und vitales Leben.

Die Kraft der Gedanken will gezielt eingesetzt werden und braucht eine Struktur und eine besondere Vorgehensweise. Dabei handelt es sich um sieben effektive Schritte des mentalen Trainings. Sie sind die entscheidenden Parameter, um die Umprogrammierung der Lebenseinstellung für eine bessere physische, psychische und soziale Gesundheit zu ermöglichen:

1. die Wiederholung,
2. die Bilder,
3. die Gefühle,
4. die Affirmationen,
5. die Meditation,
6. der Glaube und
7. das Handeln.

5.3 Parameter eins: Die Macht der Wiederholung oder Gesundheit ist Gewohnheit

Wir sind das, was wir wiederholt tun. Wir sind aber auch das, was wir wiederholt denken, und gesundheitlich das, was wir unserem Körper und unserem Geist wiederholt antun.

Der Volksmund spricht von der Gewohnheit. Im gesundheitlich negativen Kontext sprechen wir schnell von der Sucht. Wenn wir es gewohnt sind, dreißig Zigaretten pro Tag zu rauchen und täglich drei Flaschen Wein zu trinken, belasten wir unseren Organismus dauerhaft mit schädlichen äußeren Einflüssen. Im Jahr wären es knapp elftausend Fluppen und nahezu eintausendeinhundert Flaschen Wein. Aus Gewohnheit schlecht. Gesundheit ist demnach auch das, was wir an gesundheitsfördernden Verhaltensweisen und Gewohnheiten, die im Laufe der Zeit positive Auswirkungen auf das Wohlbefinden und den Organismus haben können, praktiziert haben. Gesunde Verhaltensweisen wiederholt praktizieren und daraus wiederum Gewohnheiten entwickeln, die zu einem festen Bestandteil unseres Lebens werden, konditioniert unseren Körper auf »gesund«. Diese Gewohnheiten können von regelmäßiger Bewegung und ausgewogener Ernährung bis hin zu genügend Schlaf und Stressbewältigungstechniken reichen. Wenn wir die Gewohnheiten kontinuierlich ausführen, werden sie zu einem natürlichen Ritual. Ein Ritual, das heißt eine Wiederholung mit dem immer gleichen Inhalt und der gleichen Intensität, immer am selben Ort und zur gleichen Zeit, wird so am leichtesten zu einer Gewohnheit und führt langfristig zu einer positiven Prägung. Ähnlich wie die Sucht ihre Zeit gebraucht hat, um zur Droge zu werden. Thomas Mann hat die Macht der Wiederholung so formuliert: »Die Gewohnheit ist ein Seil. Wir weben jeden Tag einen Faden, bis ein Tau entsteht, das wir nicht mehr zerreißen können.«

Ein Ritual befeuert die Geduld auf dem Weg zum Ziel. Gesundheitliche Verbesserungen erfordern Zeit und Geduld. Die Macht der Wiederholung zeigt sich darin, dass langfristig positive Effekte von gesundheitsfördernden Maßnahmen am besten durch konsequente Wiederholung erzielt werden können. Am besten ist dies bei regelmäßiger körperlicher Aktivität erkennbar und spürbar. Im Laufe der Zeit verbessert sich die Herz-Kreislauf-Funktion, was sich wiederum in gesteigerter Energie und Gewichtskontrolle widerspiegelt. Im Rahmen therapeutischer Maßnahmen spricht man bei der Wiederholung von Compliance, von der Therapietreue. Hat man sich erst einmal an eine Therapie gewöhnt und spürt man Fortschritte, nimmt man wiederholt und regelmäßig notwendige Medikamente ein oder besucht konsequent Therapiesitzungen. Das trägt dann dazu bei, Krankheiten unter Kontrolle zu halten und das Erreichen von Gesundheitszielen zu fördern.

Insgesamt spornt die Erfahrung vom Fortschritt und Erfolg mithilfe der wiederholten Bemühungen enorm an. Wenn wir also sehen, dass unsere Anstrengungen zu positiven Ergebnissen führen, sind wir eher geneigt, gesunde Gewohnheiten beizubehalten und neue anzunehmen. Etabliere also gesunde und eliminiere ungesunde Gewohnheiten und Verhaltensweisen in deinem Alltag. Die Wiederholung ist ein leistungsstarkes Werkzeug, um Gesundheit und Wohlbefinden positiv zu beeinflussen. Sie will nur gezielt und konsequent eingesetzt werden.

Wir kennen dieses Prinzip auch aus der Schule. Dort war es deswegen mühsam, weil wir meist kein Interesse und keine Lust dazu hatten. Die Motivation, es doch zu tun, war die Angst vor Strafe (schlechte Note, Strafarbeit, ...). Trotz Zwang konnten wir dank vieler Wiederholungen Erfolg haben. Auch wenn der Sinn und der Inhalt einiger Gedichte vielleicht auf der Strecke blieben. Wenn wir es weiter wiederholen, täglich, wöchentlich, monatlich, jährlich, haben wir schnell eine Programmierung oder ein Muster im Gehirn abgespeichert. Veränderungen erfolgen durch ein Überlernen (durch Wiederholungen), nicht durch Löschung. Das kann bisweilen schwierig werden. Man braucht Disziplin und viele Einheiten, da man bei Enttäuschungen schnell wieder in alte Gewohnheiten zurückfällt. So funktioniert das mit dem Pauken in der Schule. Einfach nur die Erkenntnis eines Sachverhalts heißt noch lange nicht gelernt. Erst die Wiederholung der Erkenntnis macht es zum Erlernten. So ist es beim Sport, beim Musizieren, beim Schauspiel. Ohne Übung und ständige Wiederholung keine Perfektion. Von einem Fünf-Sterne-Geiger wird berichtet, dass er mehr als zehntausend Stunden geübt hat.

Durch permanente Wiederholungen werden die neuronalen Verknüpfungen im Gehirn fester und fester. Vergleichbar mit einem Muskel. Wenn der Muskel seine Kontraktion stetig wiederholt, spricht man von körperlichem Training und der Körper zeigt seine Anpassung in Form von Muskelzuwachs und einer Leistungssteigerung. Je mehr Wiederholungen das Hirn erlebt, desto tiefer prägen sich Erfahrungen als Reiz-Reaktion-Verknüpfung in unser Gehirn ein, desto breiter werden die Datenautobahnen und desto stärker werden die aktivierten synaptischen Verbindungen. Das Gehirn arbeitet ökonomisch. Es schaltet durch Gewohnheiten in einen Energiesparmodus. Zwischen dreißig und fünfzig Prozent unseres täglichen Verhaltens werden von Gewohnheiten bestimmt. Ein cleveres Energie-Einsparpotenzial unseres Oberstübchens. Es ist die Neuroplastizität, die unser Leben verändern kann, wenn wir es wollen. Das Gehirn ist in der Lage, sich anzupassen und neu zu verdrahten. Die Wiederholung von bestimmten Denk- und Verhaltensmustern kann dazu führen, dass sich neue neuronale Verbindungen bilden. Die Wiederholung von positiven Gedanken, Achtsamkeitsübungen und Stressbewältigungstechniken kann dazu beitragen, unser emotionales Wohlbefinden zu fördern und unsere Reaktion auf Stressoren zu verändern.

Der Schuss kann aber auch nach hinten losgehen. Wer wiederholt betont, wie krank er ist, und Krankheit permanent als sein zentrales Gesprächsthema demonstriert, der wird sich selbst nie als gesund wahrnehmen. Wer stets eine Wand von Problemen vor sich sieht, der wird sich nie überwinden. Die Kraft der Gedanken, die man immer und immer wieder im Kopf hat, zwingt den Menschen in seine ausgemalte Lebenslage.

Zum Umprogrammieren unserer Festplatte gehört nicht allein das positive Denken, sondern die Häufigkeit, mit der man positiv und gesund denkt. Täglich, in jeder freien Minute. Morgens vor dem Aufstehen, kurz nach dem Aufwachen. Abends kurz vor dem Einschlafen.

Praktiziere bewusste Gedankenpflege und die Kontrolle deiner Selbstgespräch einen Monat lang. Unser Gehirn speichert Informationen am besten, wenn sie zwischen einundzwanzig und achtundzwanzig Tage lang wiederholt werden. Dann sind sie gespeichert, programmiert. Das heißt also, mindestens einen Monat lang dreimal täglich mental arbeiten. Wir sind beim Erschaffen und Gestalten unseres Lebens und unserer Gesundheit weitaus mächtiger, als wir glauben. Unsere Worte, die wir wiederholt sprechen, und unsere Gedanken, die wir wiederholt denken, formen jeden Tag, jede Stunde und jede Sekunde unsere Realität.

5.4 Parameter zwei: Die unglaubliche Kraft positiver Bilder

Bilder sind der zweite Parameter auf dem Weg zu einer Gesundheitsprogrammierung. Das Entstehen von strahlenden Bildern in Kombination mit den Wiederholungen bedeutet einen weiteren Schritt zur neuen körperlichen und geistigen Realität. Durch wiederholende Einwirkungen positiv-vitaler Bilder, die in der Amygdala erzeugt werden, einem Areal für Emotionen in unserem Gehirn, kann eine langsame Umprogrammierung erfolgen. Alle positiven oder negativen Erfahrungen, die wir jemals erlebten, speichert unser Unterbewusstsein in Bildern ab. Als Kind brauchten wir nur ein Bilderbuch in die Hand zu nehmen und schon startete ein innerer Kinofilm. Später lasen wir Bücher und genossen das Kino in unserem Kopf. Dazwischen lag eine Zeit, in der wir in der Schule hauptsächlich pauken mussten. Das Kino wurde stillgelegt. Die Schule hat uns verkopft, uns die Flausen ausgetrieben, der Bilder beraubt und versucht, uns Wissen einzurichten. Wir verlernten, Memory zu spielen, Kreativität auszuleben. Erst nach Abschluss der Schule hatten wir wieder die Möglichkeit, in unsere Bilderwelt zurückzufinden. Aber wenn wir ehrlich sind, haben wir diese Möglichkeit genutzt? Was wir heute machen, ist stundenlanges Fernsehen, am Computer hocken und im Internet surfen. Hier brauchen wir keine inneren Bilder zu erzeugen. Sie werden mühelos und nahezu unbewusst geliefert.

Auch das Thema Gesundheit wird in unserem Kopf als Bild abgespeichert. Welches Selbstbild haben wir? Vital und kraftstrotzend? Oder eher schwach, antriebslos und kränklich?

»Der arme Poet« von Carl Spitzweg

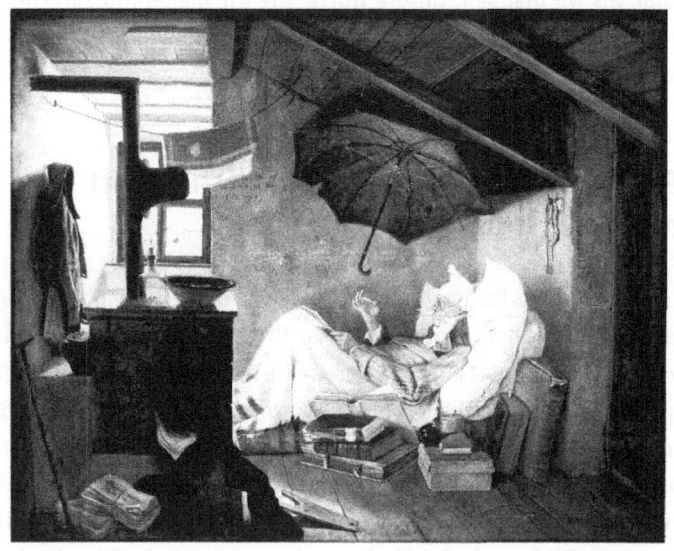

Carl Spitzweg malte um 1839 sein berühmtes Werk »Der arme Poet« und zeigt eine Version des eingebildeten Kranken aus dem Theaterstück von Molière, das bereits 1673 uraufgeführt wurde. Die Komödie handelt von dem arztbesessenen Hypochonder Argan, der seine Tochter durch eine List gegen ihren Willen mit einem Arzt verheiraten will. Die Ärzte hingegen nehmen seine Scheinkrankheit dankbar zur Kenntnis und verschreiben überflüssige Behandlungen zu überteuerten Rechnungen. In den Komödien des siebzehnten Jahrhunderts werden Ärzte häufig als Hochstapler dargestellt, die in ihren Arztroben auftreten und stets ihren Fachjargon nutzen, um sich von der normalen Gesellschaft abzusetzen. Sie sehen sich selbst als Autoritäten an, können diesem Anspruch jedoch nicht gerecht werden, verschreiben sie doch immer nur die gleichen Methoden, wie Klistiere und Aderlässe sowie ähnliche Behandlungsmethoden. Was das Selbstbild der Mediziner betrifft, hat sich in vierhundertfünfzig Jahren nicht allzu viel verändert. Auch das Zitat des deutschen Dichters Eugen Roth (gestorben 1976) passt dazu:»Was bringt den Doktor um sein Brot: a) die Gesundheit, b) der Tod? Drum hält der Arzt, auf dass er lebe, uns zwischen beiden in der Schwebe.«

In Molières Argan sehen wir den Prototypen des Hypochonders: immer den Kontakt zu Medizinern haltend und todesängstlich. Sein bewusstes und unbewusstes Selbstbild ist von Selbstmitleid geprägt.

Um mithilfe von Gewohnheiten unser Unterbewusstsein zu programmieren, ist es notwendig, zielgerichtet in Bildern zu denken. Nur so fängt das Unterbewusstsein an zu arbeiten; es funktioniert ausschließlich über die bildhafte Vorstellung. Unser Unterbewusstsein kann nicht unterscheiden, ob Bilder real sind oder nur gedacht werden. Das können wir selbst testen. Stelle dir eine Zitrone auf deiner inneren Kinoleinwand vor. Birnengroß und Goldgelb. Stelle sie dir mit allen Sinnen vor, wie du langsam ein scharfes Messer nimmst, die Zitrone auf ein Brettchen legst und sie so viertelst, dass etwas von dem sauren Saft am Messer herabfließt. Du nimmst nun ein Viertel und beißt herzhaft und saftig hinein. Du spürst, wie der saure Saft langsam am Kinn herunterläuft. Selbst beim Lesen dieser Zeilen kann es passieren, dass du unwillkürlich eine Grimasse schneidest, so als ob du real in die Zitrone gebissen hättest. Also bereits bei der reinen Vorstellung kommt es mit dem Speichelfluss zu einer körperlichen Reaktion.

In der Konsequenz kann das nur bedeuten, dass wir uns angewöhnen sollten, positive Bilder zu erzeugen. Bestenfalls sollen die Bilder unseren Wunsch- und Zielvorstellungen entsprechen. Wie möchte ich im Ziel aussehen beziehungsweise wie sehe ich aus, wenn ich erfolgreich bin, wenn ich mein Ziel erreicht habe? Wenn ich glücklich bin? Wenn ich gesund bin? Die konstruierten Bilder eines erreichten Zieles sollten motivierend sein, emotional und strahlend.

Langweilige Zielbilder erzeugen langweiliges Verhalten. Leidenschaftliche Zielbilder erzeugen leidenschaftliches Verhalten. Bilder, die Gesundheit und Vitalität ausstrahlen erzeugen, gesundheitsorientiertes Verhalten.

Neurowissenschaftler Norman Doidge (2012) beschreibt die Visualisierung als den »direkten Weg, das Denken einzusetzen, um Neuronen zu stimulieren«. Schmerzpatienten sollten sich zum Beispiel vorstellen, wie die Region des Gehirns, die für die Verarbeitung von Schmerz zuständig ist, im Computerbild langsam, aber stetig schrumpft.

Unser Köper-Selbstbild wird durch den Geist hergestellt und ist im Gehirn repräsentiert und abgespeichert, um dann wieder unbewusst auf den Körper projiziert zu werden. Magersüchtige haben das Selbstbild eines dicken Menschen, während der reale Körper ausgemergelt ist.

Eine Vorübung zur Visualisierung ist sicherlich das Lesen von motivierenden und inspirierenden Büchern. Ersetzen wir einfach Fernsehen durch Lesen. Es wird anschließend immer leichter, in Bildern zu denken, zu visualisieren. Selbstverständlich in positiven Bildern. So wie man seine Realität erschaffen will. Sei der Regisseur deines eigenen Kinofilms, der mit dir in der Hauptrolle in deinem Kopf läuft. Allerdings bist du Teil des Films, siehst dich nicht auf einer Art inneren Leinwand, sondern stehst mitten im Geschehen. Praktiziere das mehrfach am Tag, am besten morgens nach dem Aufwachen, mittags innerhalb der Mittagsruhe und abends vor dem Einschlafen. Lasse die Visualisierungen zu deinem Ritual werden.

Versuche einmal, den folgenden Satz auswendig zu lernen: Zweibein sitzt auf Dreibein und isst Einbein. Da kommt Vierbein zu Zweibein und nimmt Einbein weg. Nun nimmt Zweibein Dreibein und wirft es nach Vierbein.

Es dürfte dir, wie damals in der Schule, als es ums Pauken ging, relativ schwerfallen. Wenn du den Satz jedoch visualisierst, kannst du ihn in sehr kurzer Zeit wiedergeben: Zweibein (ein Mensch) sitzt auf Dreibein (einem

Melkschemel) und isst Einbein (ein Eisbein). Da kommt Vierbein (ein Hund) zu Zweibein (dem Menschen) und nimmt Einbein (das Eisbein) weg. Nun nimmt Zweibein (der Mensch) Dreibein (den Melkschemel) und wirft es nach Vierbein (dem Hund).

Jeder Architekt, Bildhauer, Maler und Künstler hat das Bild von seinem Endprodukt, dem Haus, dem Gemälde oder der Skulptur, bereits vor seinem inneren Auge und macht sich ein Bild. Michelangelo hat zu Beginn der Arbeiten an seinem berühmten David einen riesigen Marmorblock vor sich gehabt. Er hat aber in diesem Block immer bereits den fertigen David gesehen, in allen Einzelheiten.

Erhält ein Künstler den Auftrag, ein Gemälde über ein Krankenhaus zu erschaffen, ist nicht zu erwarten, dass das Haus in strahlenden Farben und mit Menschen, die nur so vor Vitalität strotzen, gemalt wird. Was ist vielmehr zu sehen? Wahrscheinlich ein Schwarz-Weiß-Bild mit Patienten mit Krücken, Armschlingen und Verbänden. Allein der Begriff »Krankenhaus« wird mit Krankheit assoziiert. Das Bild im Kopf ist alles andere als positiv, weil der Name negativ besetzt ist und mit leidenden Menschen einen negativen Ausdruck hat. Würde man alle Krankenhäuser des Landes in Gesundheitshäuser umbenennen, wären auch die Assoziationen völlig andere. Der Maler würde nun vielleicht farbig malen, die Menschen würden lachen, die Arme hochreißen, im Park spazieren gehen, Federball spielen und bunte Kleidung tragen. Es wären positiv gestimmte Patienten mit einer optimistischen Lebenseinstellung.

Optimistische Menschen üben generell einen starken Einfluss auf das Leben ihrer Mitmenschen aus. Ihre Entscheidungen haben mitunter weitreichende Folgen. Sie sind Erfinder, Unternehmer, Politiker und militärische Führungsfiguren. Wenn vitale Tatkraft gefragt ist, ist Optimismus äußerst förderlich. Selbstbewusstsein wird durch die Bewunderung für andere verstärkt und fördert eine Widerstandsfähigkeit gegenüber Rückschlägen.

Allerdings können Vorbilder auch unfreiwillig negativ besetzt sein. Kein Mensch kann sich seine Lebensumwelt aussuchen, es bleibt Schicksal. Was aber kein Schicksal ist, ist die Möglichkeit, das Ruder herumzureißen und die Haltung zum eigenen Leben durch permanente Wiederholungen optimistischer Bilder zu optimieren, zusammen mit der dritten Säule des Trainings eines positiven Mindsets, den Gefühlen.

5.5 Parameter drei: Gute Gefühle als Gesundheitsbooster

Programmierungen von Wünschen und Zielen, die aus tiefstem Herzen ersehnt werden, wie eine strahlende Gesundheit, funktionieren nur bei einer Grundvoraussetzung: Es muss ein positives, gutes, wohliges, glückliches und antreibendes Gefühl vorhanden sein. Dieses Gefühl spiegelt im Momentum die Realität wider und sagt dem Unbewussten: »Das ist mein Wunsch, meine Sehnsucht«. Es entstehen keine positiven Bilder bei einem schlechten Gefühl. Emotionen von innen heraus sind ein Schlüssel zum gesundheitlichen Erfolg. Mitentscheidend ist die Umkehrung des Paradigmas von Haben, Tun und Sein. Zunächst haben wir etwas und können damit etwas tun, um somit etwas zu sein. Um mithilfe positiver Gefühle Ziele zu erreichen, muss die Reihenfolge genau andersherum gelten. Wir müssen zunächst etwas sein, um dann etwas zu tun und schließlich das Richtige zu haben. Wir müssen unserem Unterbewussten das positive Gefühl vermitteln, das Ziel bereits erreicht zu haben, das heißt schon vorher die Realität zu fühlen. Reflektiere doch einmal kurz die Frage: »Wie würdest du dich fühlen, wenn du gesund, vital und fit wärst?«. Hast du dieses Gefühl für dich gefunden, tu doch einfach einmal so, als wärst du tatsächlich gesund und fit. Leg den Fokus auf ein positives Gefühl, auch als Voraussetzung, um eine positive Einstellung zu leben. Dieser Fokus darf auch bei einer bestehenden Erkrankung nicht verloren gehen. Nicht die Krankheit betrachten, sondern volle Konzentration auf alles, was gut ist im Leben, was Spaß und glücklich macht und dir guttut.

Was nutzen Ehrgeiz, Motivation und Potenzial, wenn die Stimmung schlecht ist? Eine gute, positive Stimmung ist die Voraussetzung zur Ausschöpfung unserer Potenziale. Sorge also für eine gute Stimmung. Es entstehen positive Gefühle, die wiederum positive Gedanken produzieren und den Zugang zur Intuition erleichtern. Je besser die Stimmungslage, desto besser die intuitive Leistung. Wenn wir uns unwohl und unzufrieden fühlen, verlieren wir den Kontakt zu unserer Intuition und Kreativität und somit zu unseren Potenzialen. Unter allen menschlichen Verhaltensweisen und physiologischen Zuständen haben unsere Emotionen den größten Einfluss auf unsere körperliche Gesundheit. Der Zusammenhang zwischen positiven Emotionen und einem geringeren Sterberisiko ist wissenschaftlich bewiesen, wie Richard Davidson (2020) betont.

Als ich im zarten Alten von achtzehn Jahren meine Führerscheinprüfung bestand, hatte ich ein solches Hochgefühl. Ich weiß noch genau, wie es sich anfühlte, als ich das Gebäude des TÜV verließ und meinen Lappen in der Hand hielt. Ein Gefühl wie »Ich bin der Größte« und ein Freiheitsgefühl allergrößter Ordnung überschwemmten mich. Ich dachte, ich könnte die Welt aus den Angeln heben. Ein Motivationsschub, der nicht so lange anhielt. Die Wirklichkeit holte mich schneller ein als gedacht, spätestens mit der Erfahrung, mit siebzig Sachen die Kurve nicht zu kriegen und in ein Maisfeld zu krachen. Aber die Intensität dieser Emotion, den ominösen grauen Zettel namens Führerschein erstmals in der Hand zu halten, war enorm und ist tief in meiner Erinnerung und in meinem Unterbewusstsein verankert. Ich habe sogar die Möglichkeit, exakt diese Gefühle auszupacken und an die Oberfläche, ins Bewusstsein, zu lotsen.

Für die mentale Arbeit kann jeder ein intensives Gefühl aus dem Unterbewusstsein kramen und es für seine Ziele nutzen, in Verbindung mit den Wiederholungen, den Bildern und den Affirmationen. Wie ein Korken, der unter Wasser gedrückt wird und beim Loslassen an die Wasseroberfläche schnellt. Die Basis, positive Gedanken und Gefühle durch Erinnerungen zu wecken, ist, wie bereits gesagt, der Selbstwert. Erst wenn man in der Lage ist, sich selbst zu schätzen, ist es leichter, positive Gedanken entstehen zu lassen und intensive um positive Gefühle wieder zu erleben. Es öffnet sich ein Raum, um Gesundheit entstehen zu lassen.

5.6 Parameter vier: Affirmationen – Leitsätze als Wegweiser für das Unbewusste

Mit den häufigen Wiederholungen, den positiven Bildern und Gefühlen aktivieren wir nun den vierten Schritt zur Transformation unseres Mindsets: einen positiven Leitsatz, eine Art Motto, in der Gegenwartsform formuliert, der den positiven Zustand unserer Gesundheit knapp und deutlich ausdrückt. Mit einem kurzen und knappen Satz werden die Bilder und das Gefühl wie bei einem Lichtschalter angeknipst und über die Wiederholungen manifestiert. Affirmationen sind Bejahungen, positive, aufbauende Leitsätze, die auf unsere Lebensziele abgestimmt sind. Und ein großes Lebensziel könnten Gesundheit und Vitalität sein. Sie wirken wie ein Kompass, der die Richtung des zukünftigen Lebensweges vorgibt und dir unmissverständlich zeigt, ob der eingeschlagene Weg auch der richtige ist. Regelmäßig angewendet, vergleichbar mit einem Mantra, kannst du die Umprogrammierung deines Unterbewusstseins beschleunigen. Die Affirmationen funktionieren allerdings nur, wenn alles stimmig ist. Zusätzlich ist eine Verstärkung in Form einer charakteristischen Körperbewegung sinnvoll, zum Beispiel eine Becker-Faust, die der Tennisstar zur Unterstützung seiner Motivation anwendete. Mit etwas Übung geht das in Fleisch und Blut über. Betrachte diese Affirmationen als dein persönliches Motto. Lebe nach deinem Motto und orientiere dich an ihm. Schreibe deinen Satz groß auf einen Zettel und hänge ihn an den Badezimmerspiegel. So siehst du ihn mindestens jeden Morgen und jeden Abend. Wichtig ist, dass es dir keine Mühe machen darf, an die Affirmationen zu glauben. Konzentriere dich, fühle in dich hinein und frage dein Unbewusstes, ob die Affirmation zu dir passt. Welches Gefühl erlebst du dabei? Vielleicht spürst du einen Unterschied, wenn du zu dir selbst sagst: »Ich bin gesund und vital.« Oder: »Ich habe die Kraft, die alles schafft.« Achte auf dein Gefühl und du findest das auf dich zutreffende Motto. Das Gefühl soll Zuversicht vermitteln sowie Energien bereitstellen und aussenden. Wende die Affirmationen dreimal täglich an und formuliere sie in der Gegenwart. Dabei stellst du dir vor, dass du dein Ziel bereits erreicht hättest: du wärst vollkommen gesund und glücklich. Du verhältst dich sogar so, als ob du dein Ziel bereits erreicht hättest, und fühlst es mit allen deinen Sinnen.

Bitte verwende bei deinem Leitsatz nicht das Wort »nicht«. Unser Unterbewusstsein kennt dieses Wort nicht. Wenn du dir zum Beispiel sagst: »Ich möchte nicht mehr rauchen«, sieht das Unterbewusstsein nur die Zigarette und das Rauchen. Das Wort »nicht« wird ignoriert. Das Gleiche gilt für »Ich bin frei von Kopfschmerzen«. Hier erkennt das Unbewusste nur die Kopfschmerzen. Formuliere also positiv. Beispielsweise: »Mein Kopf ist gesund, klar und frei«.

Oder wie Émile Coué, französischer Apotheker und Begründer der modernen Autosuggestion, in Gesundheitsfragen empfiehlt: »Mir geht es von Tag zu Tag in jeder Hinsicht immer besser und besser.« Coué (2012) stellte fest, dass die Medikamente, die er als Apotheker verabreichte, ihre Wirkung verstärkten, wenn er sie mit positiven, aufmunternden und zuversichtlichen Kommentaren überreichte. Affirmationen sind demnach nichts anderes als eine gezielte Selbstmanipulation.

Das Faszinierende an persönlichen positiven Leitsätzen ist jedoch, dass die seit frühester Kindheit eingeprägten Glaubenssätze, also die für wahr gehaltenen negativen Leitsätze, durch einen neuen, motivierenden Leitsatz überschrieben werden können. In diesem Moment werden all die belastenden und blockierenden Glaubenssätze umgewandelt in Hoffnung. Wiederholt praktiziert und mit viel Gefühl ist man wieder auf dem richtigen, optimistischen Weg. Wir drehen das Ganze einfach um. Aus negativen Glaubenssätzen, durch Erfahrungen in unserer Kindheit entstanden, werden positive Glaubenssätze in der Gegenwartsform. So, als hätten wir das Gewünschte bereits erreicht. Die Möglichkeit ist also da, uns von negativen und für uns nicht guten Glaubenssätzen zu lösen. Wir sind frei und können uns unsere Wirklichkeit selbst gestalten. Häufig hat man aber Schwierigkeiten, das zu glauben, was man sich durch Affirmationen einzureden versucht. Ständig funkt das Bewusstsein dazwischen: »Das glaube ich nicht!« Wünschst du dir, dass eine Grippe innerhalb von einer Woche ausheilt und versuchst du dich mit »Ich bin am ... (Datum) wieder vollkommen gesund und fit« zu manipulieren, aber dein Unterbewusstsein funkt ständig dazwischen mit »Das geht gar nicht, bis dahin bin ich doch noch nicht wieder gesund!«, trickse dein Inneres einfach aus. In solchen Momenten des Zweifelns affirmiere nur mit »Ich liebe meine Gesundheit am ... (Datum)«. Dies ist unverfänglicher, denn dein Unbewusstes empfindet es schlicht und einfach als die Wahrheit. Zweifel kommen erst gar nicht auf. Und es fällt leicht, das passende Bild, also hier »meine Gesundheit«, zu projizieren.

Meine Affirmation ist seit Kindertagen: **Irgendwas. Geht. Immer.**

Ich habe mir diesen Leitsatz nicht bewusst konstruiert, sondern er war eines Tages irgendwie da. Etwa zwölf Jahre muss ich gewesen sein, als ich mal wieder das Lernen für die Mathearbeit vergessen hatte. Am Morgen des entscheidenden Tages sagte ich mir instinktiv »Irgendwas geht immer« und erfragte die wichtigsten Informationen zu den Matheinhalten bei meinem Klassenkameraden, der zufälligerweise in Mathematik ein Einser-Schüler war. Auf dem Weg zu Schule in der letzten Reihe des Schulbusses. Wo auch sonst. Und tatsächlich, es funktionierte. Mit der Vier minus war sogar meine Mutter zufrieden. Was für ein Minimalziel ausreichte, könnte ja auch bei Optimalzielen klappen, dachte ich mir und verließ mich seitdem auf meine Affirmation. Bei allen meinen Planungen, Zielen und Herzenswünschen mit der Gewissheit, dass es funktioniert: **Irgendwas. Geht. Immer.**

Subliminals

Subliminals sind positive Informationen, auch Leitsätze, die subtil unter Musik oder angenehme Geräusche (zum Beispiel Meeresrauschen) gelegt werden. Sie sind selbst nicht hörbar, man hört nur die Musik beziehungsweise die Geräusche, die Subliminals gehen aber unmittelbar ins Unterbewusstsein. Via MP3-Player während des Joggens oder über den CD-Player sind sie wunderbar abzurufen. Sie sind im Handel erhältlich, man sollte aber auf die Seriosität achten. Subliminals wurden in den Fünfzigerjahren in Form von visuellen Subliminals eingesetzt. Kurze, vom Bewusstsein nicht wahrnehmbare Botschaften während eines Kinofilms, wie »Trink Cola«, sollen die Verkaufszahlen signifikant erhöht haben. Mittlerweile ist diese Art der Werbung allerdings verboten.

Zur Autosuggestion sind sie aber bestens geeignet. »Mir geht es von Tag zu Tag in jeder Hinsicht immer besser«, könnte man sich nachts im Schlaf in Dauerschleife anhören, eingebettet in ein angenehmes Geräusch wie das Rascheln der Blätter im Wald. Der dauerhafte Kontakt zum Unterbewusstsein lässt die Affirmation förmlich in Fleisch und Blut übergehen.

5.7 Parameter fünf: Meditation zur Festigung der neuen Einstellungen

Der Begriff »Meditation« lässt sich aus dem Lateinischen »meditatio« ableiten, was so viel wie »nachsinnen« und »in Gedanken vertieft sein« bedeutet. Es ist einerseits ein Zustand von Entspannung und Ruhe, andererseits aber auch von höchster Konzentration und Aufmerksamkeit. Gedanken kommen und gehen, werden aber nicht verfolgt. Das Loslassen von Gedanken beruhigt den Geist und man konzentriert sich auf seine Mitte. Richte dir deinen persönlichen Meditationsraum ein, in dem du dich wohl und geborgen fühlst, mit großen Kissen zum Beispiel und im Winter mit wärmenden Decken. Sorge für Kerzenlicht und leise Meditationsmusik. Und achte darauf, dass der Raum frei von Computern und Elektrogeräten ist.

Hier nun eine einfache Meditation

Suche dir einen Raum, in dem du für fünf bis zehn Minuten ungestört bist. Setze dich in einen bequemen Sessel oder lege dich auf eine Liege oder auf eine Matte auf den Boden. Wenn es dir zu kalt ist, decke dich mit einer Decke zu.

Atme dreimal tief in den Bauch und beobachte in Gedanken deinen Körper. Von den Füßen bis zum Kopf. Lass jedes Körperteil los. Die Gedanken kommen und gehen und werden nicht weiter beachtet. Stell dir dein Kopfinneres als leere Schale vor und lass dich einfach in dieser Leere treiben – so lange, wie du möchtest.

Am Ende zählst du rückwärts von fünf bis eins und kommst bei eins wieder zurück in den Alltag. Du fühlst dich erfrischt und gestärkt.

Meditiere so oft, wie es dir möglich ist, lass es zu deinem Ritual werden. Zum Beispiel jeden Morgen nach dem Aufwachen und am Abend vor dem Schlafengehen. Fang mit drei Minuten pro Meditationseinheit an und steigere dies alle vierzehn Tage um zwei Minuten. Wie beim Sport handelt es sich um einen Trainingseffekt. Bei einer Traumreise oder geführten Meditation führt ein Meditationsleiter den Meditierenden in Form einer spirituellen Reise mit einem ausgewählten Text in einen Zustand der Entspannung. Der Meditierende folgt den Worten und nimmt Kontakt mit seinem Inneren auf. Er gewinnt Selbstvertrauen, nimmt verdrängte Gefühle an und kann sich wieder entfalten und wachsen.

Versuche es auch mit einer Traumreise

Atme dreimal tief in den Bauch und stell dir vor, du bist an deinem Lieblingsort. Auf einem Berg, am Meer, an einem Bach, auf einer Wiese oder wo auch immer. Spüre in dich hinein, wie es dir dabei geht und welche Wünsche aufkommen. Huscht dir ein Lächeln über das Gesicht, stimmt dich dieses Bild fröhlich? Wer begegnet dir auf dieser Reise? Wer begleitet dich? Bist du allein und ruhst in dir selbst oder beunruhigt dich etwas? Zähle zum Abschluss wieder von fünf bis eins und komm zurück in den Alltag, ins Hier und Jetzt.

Um Kontakt mit seinem Unterbewusstsein aufnehmen zu können, ist dieser Zustand der Ruhe, Konzentration und Entspannung notwendig. Dies ist nur im Alphabewusstseinszustand möglich, der Phase des Körpers, zwischen Wach- und Schlafzustand. Nicht wach - aber auch nicht schlafend. In dieser Phase erzeugt das Gehirn Ströme im Frequenzbereich von etwa acht bis zwölf Hertz. Dieser Entspannungszustand, der von Ruhe und Harmonie geprägt ist, begünstigt Fantasie und Kreativität. Die Aufmerksamkeit ist nach innen, auf uns selbst gerichtet und der Verstand hat Pause. Viermal pro Nacht kommen wir normalerweise in den Alphazustand. Ist dies einmal nicht der Fall, fühlen wir uns morgens unausgeschlafen und unwohl, obwohl wir vielleicht subjektiv acht Stunden geschlafen haben. Auch tagsüber kommen wir öfter in diesen entspannten Zustand: beim Fernsehen, einige beim Autofahren, bei Tagträumen während einer Busfahrt. Das sind typische Beispiele im Alltag. Tiere sind fast ausschließlich im Alphazustand. Sie sind mit sich im Reinen und genießen diese Phase. Nur beim Jagen oder auf der Flucht wechseln sie in den Betazustand, um ihr Überleben zu sichern. In diesem Betazustand werden die Stresshormone Adrenalin und Noradrenalin ausgeschüttet, die die Voraussetzungen zum Meistern der körperlichen Anforderungen schaffen. Der erwachsene Mensch ist meistens im Betazustand, also in einem eher stressigen Prozess. Der Körper ist angespannt, die Aufmerksamkeit ist nach außen gerichtet, der Verstand reagiert auf Impulse und bewertet anschließend die Erfahrungen. Bei Kindern und Jugendlichen ist es komplett anders. Sie leben in ihrer eigenen Welt, im Alphabewusstseinszustand. Vorpubertäre Kinder spielen im Flow und sind fernab der Realität, oftmals um negative Erlebnisse wie Ehekrach und Krisen im elterlichen Haus weniger bewusst miterleben zu müssen. In der Phase der Pubertät sind die Jugendlichen noch immer im Alphazustand gefangen. Beobachte einmal Schüler um halb acht auf dem Schulweg. Wie Roboter, kaum auf den Verkehr achtend, frei von jeglichen Emotionen, wie ferngesteuert finden sie in das Schulgebäude. Seit es Smartphones gibt, wird diese Unaufmerksamkeit für alles, was rechts und links passiert, noch verstärkt. Wenn du nun erkennst, warum pubertierende Kids so lethargisch sind, ist Verständnis vielleicht nicht mehr allzu schwer.

Einen Ausgleich zu dem andauernden Betazustand im Alltag kann man in der regelmäßigen Meditation finden. Der Alphabewusstseinszustand lässt den Körper von den Belastungen des Tagwerkes regenerieren und bietet die Plattform, um mit seinem Unbewussten konzentriert kommunizieren zu können. Nur in diesem Stadium ist eine effektive Programmierung der inneren Einstellung zu sich, zu seinem Körper und zu seiner Seele und somit zu seiner Gesundheit möglich. Und es funktioniert, wie zahlreiche wissenschaftliche Forschungen längst bewiesen haben.

Versuche während der Meditation, am besten abends kurz vor dem Einschlafen, morgens kurz vor dem Aufstehen und mittags während der Mittagsruhe, deine Wünsche zu visualisieren. Jeweils zehn bis fünfzehn Minuten sind völlig ausreichend. Lasse deinen persönlichen Wunschfilm innerlich laufen und fühle sich als Hauptdarsteller. Genieße die Bilder mit allen Sinnen, erlebe den Film als deine Realität. So, als wären alle Ziele schon Realität, und freue dich innerlich von ganzem Herzen über das Erreichte. Über Glück, Gesundheit und Vitalität. Sprich dabei deinen Leitsatz, deine Affirmation. Es können gerne auch mehrere sein.

Die Autorin Lynn McTaggert (2007) beschreibt verschiedene Meditationsformen, zum Beispiel:
- Anuraga: Die von indischen Yogis angewendete Meditationsform strebt ständig neue, frische Wahrnehmungen an, mit einem äußeren Fokus.
- Zen-Buddhisten reagieren nicht auf die äußere, sondern versinken in ihre innere Welt.
- Mantra: Hier konzentriert man sich auf das stereotype Wiederholen eines Lautes, eines Gebets (Affirmationen), eines Klangs oder des Atmens.

Wie intensiv der Einfluss einer hoch konzentrierten Meditation auf Körpervorgänge sein kann, zeigt das beeindruckende Beispiel von buddhistischen Mönchen in einem unbeheizten, zugigen Kloster im Himalaja. Sie saßen im Winter 1985 nur äußerst spärlich bekleidet auf dem Steinboden und meditierten bei Temperaturen knapp über dem Gefrierpunkt. Ein weiterer Mönch hängte nun jedem seiner Brüder ein in Eiswasser getränktes Laken über die Schulter. Und nun geschah etwas völlig Unerwartetes. Statt erbärmlich zu frieren, fingen die Mönche an zu schwitzen. Sie schwitzten so sehr, dass die Laken anfingen zu dampfen und binnen einer Stunde gänzlich getrocknet waren. Im Anschluss wurden wieder neue Laken in Eiswasser getaucht und wieder über die schwitzenden Körper gelegt und das Gleiche wiederholte sich noch zweimal. Das Ganze stand unter Beobachtung von Herbert Benson (2007) und seinem Team von der Harvard Medical School. Benson wollte in seinen Studien Hinweise darauf bekommen, welche physiologischen Mechanismen Menschen in die Lage versetzen, derartige Hitze zu entwickeln. Im Laufe seiner Untersuchungen beobachtete er weiter, dass die Mönche sogar in der Lage waren, mittels meditativer Gedankenkraft Eiswasser zum Kochen zu bringen.

Meditation verändert die Gehirnstruktur, je nachdem wie geübt man ist und wie intensiv die Meditation praktiziert wird. Dies haben wissenschaftliche Untersuchungen, nicht zuletzt durch Richard Davidson (2007), zweifelsfrei bewiesen. Der Bereich des Gehirns, der für die Aufmerksamkeit zuständig ist, wächst durch das intensive Meditationstraining. Bei älteren Menschen, die regelmäßig meditieren, wurde zudem festgestellt, dass die äußere Schicht des Großhirns (Kortex), die reich an Nervenzellen ist, gerade in diesen Bereichen noch stärker ausgeprägt ist als bei jungen Menschen, die nicht meditieren. Regelmäßiges Meditieren scheint also den Prozess des Alterns in diesem Bereich abzuschwächen. Dies betrifft nicht nur kognitive, sondern auch emotionale Prozesse. Es wurde ferner herausgefunden, dass Meditieren die Fähigkeit erhöht, intuitive Informationen zu empfangen. Es ist möglich, durch ein Training der Konzentration und Aufmerksamkeit mittels Meditation das sogenannte Bauchgefühl, in dem unsere Intuition sitzt, weiterzuentwickeln.

Klangmeditationen

Klangmeditationen werden auch als Klangmassagen bezeichnet. Massagen für die Seele. Die Harmonie von Klängen hat Auswirkungen auf gemeinsame Schwingungen von Körper, Geist und Seele. Je angenehmer und wohlklingender wir die Musik empfinden, umso ausgeglichener sind die Schwingungen unseres Dreigestirns Körper, Geist und Seele. Oft reichen schon harmonische Klänge von Klangschalen aus, um einen ausgeglichenen Frieden herzustellen. Schon wenige Minuten konzentrierter Aufnahme der Schwingungen von Klangschalen können das innere Gleichgewicht wiederherstellen. Stresssituationen, Überforderung und Müdigkeit werden so rasch aufgelöst. Eine einfache Methode mit verblüffender Wirkung Mit einem Holzklöppel streift man den Rand der Klangschale und wartet bis die Schwingungen entstehen. Hat man keine Klangschale zur Hand, reicht schon eine einfache Stimmgabel zur Harmonisierung aus. Das Wunderbare an dieser Geschichte ist, dass es völlig mühelos wirkt. Wir brauchen uns nicht anzustrengen, unser Unbewusstes nimmt die Schwingungen auf und die Reorganisation beginnt unbemerkt. Dieser Einklang mit sich selbst wird spürbar durch ein Wohlgefühl, eine intensive Entspannung des Körpers und vor allem auch der Gedanken. Wir fühlen uns leicht.

Auch bei Kurzsitzungen können ein Kribbeln oder Wärme in bestimmten Körperbereichen gespürt werden. Energie fließt. Das zeigt, wie sehr diese Form der Massage auch bei Blockaden und gestörten Energieflüssen positiven Einfluss nehmen kann. Die Klangmassage mit ihren Schwingungen zeigt eindrucksvoll, dass alles im Kosmos schwingt, egal ob Planeten, Materie oder wir. Leider sind in der heutigen Gesellschaft viele Menschen nicht mehr in der richtigen Schwingung, sind völlig aus dem Lot, auch gesundheitlich nicht in der Balance. Verantwortlich sind hierfür unter anderem Erziehung, psychosozialer Druck, permanenter Leistungsdruck, keine kompensierenden sozialen Beziehungen und Kontakte. Die Menschen kommen nicht mehr an, ihnen fehlen oft echte stabile Bezugspunkte. Materielle Werte werden als Ersatz angenommen und können nicht das leisten, was sie versprechen.

Oberstes Gebot bei der Klangmassage ist die Sanftheit. Daher ist auch bei der Anwendung von Klängen Vorsicht geboten: Durch entsprechende Frequenzen können bei manchen Teilnehmern traumatische Erlebnisse wieder hochkommen oder sie sehen sich zu sehr mit einem riesigen Gefühlsberg konfrontiert. Eine Befragung zuvor kann aber meist eine heftige Reaktion ausschließen und man hat die Möglichkeit, sich auf den Teilnehmer einzustellen und nur ausgewählte Instrumente zum Einsatz zu bringen.

Bereits Pythagoras lehrte, dass die Schwingungen rhythmischer Klänge und Töne einen Einfluss auf die Gesunderhaltung von Menschen und Tieren haben. Hören wir für unsere Ohren wundervolle, motivierende Musik, hat dies direkte Auswirkungen auf unseren Körper. Je harmonischer wir eine Musik empfinden, umso mehr senden wir selbst Harmonie und positive Ausstrahlung nach außen.

Viele Kulturen benutzen wiederholende Rhythmen oder Trommelschläge, um in einen tranceähnlichen Zustand zu kommen. Die nordamerikanischen Ojibwa benutzen Rasseln, Trommeln und Tänze. Hört man konzentriert rhythmische Trommelschläge, arbeitet das Gehirn langsamer und physiologisch sinken Herzfrequenz und Blutdruck.

Meditationen sind dazu geeignet, seinen inneren Frieden zu erlangen. Dieser innere Frieden ist Voraussetzung für einen gesünderen Selbstwert und erst wenn wir uns selbst schätzen und mögen – das haben wir schon erörtert –, können wir auch andere Menschen lieben und anderen Menschen verzeihen. Genauso ist innerer Frieden Voraussetzung für äußeren Frieden. Wir haben es selbst in der Hand, die Welt zu verändern.

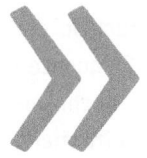

Du musst die Veränderung sein, die du in der Welt sehen willst.

Mahatma Gandhi (1869–1948)

5.8 Parameter sechs: Positive Zuversicht und der Glaube an sich selbst

Positive, motivierende Bilder, angenehme Gefühle, das persönliche Motto (die Affirmation) und häufige Wiederholungen, konzentriert angewendet im Zustand des Alphabewusstseins, sind der Schlüssel, um die neuen Muster, die wir uns wünschen, in unserem Unterbewusstsein zu verankern und die Realität zu erschaffen, die wir uns wünschen. Und an diese Realität bindet sich dann die unerschütterliche Überzeugung, die entstanden ist, dass dieser neue Weg deiner Realität entspricht. Als Kind hat man keine größere Autorität als seine Eltern. Was die Eltern sagen, von dem Tag an, an dem man das Licht der Welt erblickt, ist wahr und in Stein gemeißelt. Es ist dieses Urvertrauen dem heimischen Nest gegenüber. Das, was wir dort erfahren, ist unsere Realität. Es sind diese Muster in unserem Unterbewusstsein bei und sogar schon vor unserer Geburt. Wir können zwar hadern, wie wir wollen und die Schuld unseren Eltern geben. Aber zum einen ändert es nichts und zum anderen ist es ungerecht, weil die Eltern Erfahrungen von ihren Eltern erhielten und die Großeltern wieder von unseren Urgroßeltern und so weiter. Auch unsere Eltern hatten diesen unerschütterlichen Glauben an das, was ihre Eltern gesagt und vorgelebt haben. »Glaube schafft Tatsachen«, wusste schon der Philosoph und Psychologe William James Ende des neunzehnten Jahrhunderts.

Eine kleine Geschichte zum Thema »Glaube«, die sich wirklich zugetragen hat: Ein kleines Kind liegt im Krankenhaus mit der Diagnose Leukämie. Ein junger, aufgeschlossener Arzt erzählt dem Kind, es habe zu viele kleine weiße Schiffchen im Blut. Es brauche aber mehr rote Schiffchen, die ja schließlich den so wichtigen Sauerstoff transportieren. Es sei wichtig, so der junge Arzt, so viele weiße Schiffchen wie möglich aus dem Blut zu bekommen, und das Kind solle sich bei jedem Gang auf die Toilette vorstellen, wie die Schiffchen einfach rausgepinkelt werden. Je mehr, umso besser sei die Heilung. Ärzte sind (nicht nur) für Kinder große Autoritäten und da die Eltern mitspielten, glaubte das Kind fest daran. Nach neun Monaten war es völlig geheilt. Bei diesem Beispiel erkennt man, je mehr Personen an etwas glauben, umso größer ist die Wahrscheinlichkeit, dass das ersehnte Ziel erreicht wird. Wie wir bereits wissen, ist es in der Medizin von großer Bedeutung, wenn nicht nur der Patient und seine Angehörigen an die Heilung glauben, sondern auch das ganze Ärzteteam. So lässt sich die Wirkung von Placebos gut erklären. Der Patient glaubt sowieso an die Wirkung des Scheinmedikamentes. Er glaubt fast alles, was der Arzt erzählt. Die Angehörigen glauben dem Patienten, weil sie ebenso die Heilung herbeisehnen. Wenn aber auch die Behandler ebenso stark an die Wirkung glauben, ist das der Durchbruch zur Zielerreichung, in diesem Fall zur Heilung. Die kollektive Erwartungshaltung wirkt wie ein Medikament, unabhängig davon, wie hoch die Dosis der Wirkstoffe ist.

Fußballfans kennen die Leidensgeschichte ihres Idols Uwe Seeler, der sich 1965 einen Achillessehnenriss zuzog. Damals bedeutete diese Verletzung nichts anderes als das Karriereende. Uwe Seeler war jedoch in der Nationalmannschaft nicht zu ersetzen. Die WM in England stand vor der Tür und ein Ausfall Seelers war mit einer mittleren Fußball-Katastrophe zu vergleichen. So wurde alles Menschenmögliche getan, damit er in England auf dem Platz stehen konnte. Ilka Seeler, Ehefrau des Fußballstars, erzählte in einer Fernsehdokumentation die Anekdote, dass im Rahmen der notwendigen Wassergymnastik eigens Wasser aus der Ostsee ins Reha-Becken geschüttet wurde. In dem festen, unerschütterlichen Glauben, dass das Wasser der Ostsee die Heilung beschleunigte. Und tatsächlich: Seeler kam nach dieser schweren Verletzung entscheidend früher wieder auf den Fußballplatz zurück und spielte eine überragende Weltmeisterschaft mit dem Gewinn des Vize-Titels.

Nicht nur die Gewissheit des Fußballspielers und seines direkten Umfeldes ließ die heilende Wirkung des Ostsee-Wassers entfalten, sondern der kollektive Glaube einer ganzen (Fußball-)Nation.

Der königliche Leibarzt Christoph W. Hufeland, der im achtzehnten Jahrhundert als Volkserzieher galt, konstatierte schon damals: »Wenn es eingebildete Kranke gibt, dann muss es auch eingebildete Gesunde geben.«

Der US-amerikanische Psychiater und Autor Norman Doidge (2015), der über Placebos forscht, betont jedoch: »Placebos helfen nicht bei Viruserkrankungen oder Schizophrenie.« Forscher nehmen an, dass, sobald Placebos helfen, ein mächtiger psychologischer Faktor eine Rolle spielt. So berichten dreißig Prozent seiner Schmerzpatienten über Linderungen durch Placebos. Doidge erklärt: »Beim Eintreten des Placeboeffektes ändert sich die Gehirnstruktur. Placeboheilungen sind nicht weniger real als durch Medikamente. Das Bewusstsein ändert die Gehirnstruktur.«

Die Art und Weise der Information, der Sprache und der Wörter in schwierigen, unter Umständen lebensverändernden Situationen kann einen Glauben im Bruchteil einer Sekunde entstehen lassen. Sowohl im positiven wie negativen Sinne. Die Aussage »Die Überlebenswahrscheinlichkeit liegt im ersten Monat nach der Operation bei neunzig Prozent« ist beruhigender als »Die Sterblichkeit liegt innerhalb des ersten Monats nach der Operation bei zehn Prozent«. Der betreffende Patient kann somit einen positiven, heilenden Glauben oder einen negativen, weiter krank machenden Glauben entwickeln. Daniel Kahnemann (2011) spricht in diesem Zusammenhang von »Magic Words« und der Macht der Information.

Negativer Glaube, in Form des Aberglaubens, funktioniert ebenfalls in vielen Fällen. Wenn ein Sportler einmal vergisst, sich vor dem Wettkampf zu kreuzigen, bringt er den Misserfolg in Verbindung mit dem vergessenen Ritual. Der Glaube, dass der Misserfolg in diesem Falle nun vorprogrammiert ist, wird auch als sich selbst erfüllende Prophezeiung bezeichnet. Es entsteht eine starke Verbindung zwischen Ritualen und einer Erfolgserwartung. Der Aberglaube im Mittelalter, dass besonders schöne Frauen Hexen seien und deswegen auf den Scheiterhaufen verbrannt werden müssten, um die Bevölkerung zu schützen, war tatsächlich – man kann es sich kaum vorstellen – verbreitet.

In der Medizin spricht man vom Gegenteil des Placebos, vom Nocebo. Konzentriert man sich auf die negativen Folgen von Erkrankungen, wirkt in diesem Falle das Nocebo. Eine Gesundung wird blockiert, was dann mit einer höheren

Dosierung von Medikamenten kompensiert werden muss. Der Nocebo-Effekt tritt auch ein, wenn ein Behandler die positive Erwartung eines Patienten, was eine Behandlung betrifft, dämpft. Oftmals werden die Symptome deutlich schlimmer.

Norman Doidge spricht davon, dass falsche Hoffnung und falsche Verzweiflung ebenbürtige Rivalen sind. Ärzte und Pflegende sollten daher so viele Informationen wie möglich über den Patienten sammeln, damit Hoffnung und Realität im Einklang stehen können.

Lynn McTaggert (2007) beschreibt ein erstaunliches Experiment mit sechsundvierzigtausend Herzpatienten. Denjenigen Patienten, die ein Placebo einnahmen (und das waren mit dreiundzwanzigtausend Herzpatienten genau die Hälfte), ging es genauso gut wie denen, die das Medikament einnahmen. Das, was die Therapie anschlagen ließ, war die Gewissheit, dass mit der Einnahme der Tabletten, unabhängig davon, ob Placebo oder Medikament, eine Besserung eintritt. Vorausgesetzt, es bestand die absolute Bereitschaft zur gewissenhaften Einnahme. Den Patienten, die nur halbherzig die Therapie mitmachten (die Einnahme von Placebo oder Medikamente), ging es wesentlich schlechter oder sie starben. Grund war der fehlende Glaube an die Wirksamkeit der Therapie.

Die US-amerikanische Zimmermädchen-Studie (2020) wies beeindruckend auf die Wirkung ärztlicher Meinungsbildung hin. Dabei wurde vierundvierzig Zimmermädchen mitgeteilt, dass ihre Tätigkeiten im Hotel eine wirkungsvolle Art der körperlichen Betätigung seien und die Empfehlungen des Amtsarztes zur täglichen Bewegung vollends erfüllen. Der Kontrollgruppe, vierzig weitere Zimmermädchen, wurde diese Information nicht zuteil. Die Ergebnisse ließen aufhorchen. Obwohl sich das tatsächliche Verhalten der informierten Gruppe nicht änderte, hatten die Damen nach vier Wochen das Gefühl, sich mehr zu bewegen als üblich. Mehr noch, die Teilnehmerinnen der informierten Gruppe hatten im Vergleich zur Kontrollgruppe messbar einen niedrigeren Blutdruck, signifikant mehr Gewicht verloren und weniger Körperfett.

Der Wissenschaftsjournalist Ranga Yogeshwar (2004) berichtete in einer Fernsehsendung von einem Versuch mit vierzig Probanden, die einem Konzentrationstest unterzogen wurden. Man erklärte den Teilnehmern, man wolle neue Konzentrationspräparate auf ihre Wirksamkeit testen. Nach dem Test wurde eine weitere Versuchsreihe durchgeführt, mit anderen Fragen. Dazu wurden die Gruppen geteilt. Die eine Gruppe bekam die Information, dass sie vor dem Beginn des Tests eine preisgünstige Variante eines Konzentrationspräparates einnehmen sollte. Den zweiten zwanzig Probanden wurde mitgeteilt, dass sie vor dem Test das Premium-Präparat zur Steigerung der Konzentrationsfähigkeit mit einem deutlich höheren Preis einnehmen sollten. Was die beiden Gruppen nicht wussten: Beide Präparate waren reine Traubenzuckerpillen, Placebos also. Das Ergebnis ist mit dem Glauben an die Wirksamkeit und an die Qualität der vermeintlichen konzentrationssteigenden Pillen verbunden: Achtundvierzig Prozent der Gruppe, die das billige Präparat einnahm, konnten ihre Konzentrationsfähigkeit verbessern, während fünfundsechzig Prozent der Probanden, die das teure Premium-Präparat einnahmen, ihre Konzentration steigern konnten.

Informationen können einen Glauben verfestigen. Glauben wir doch an das Gute, an das Positive und an positive Veränderungen in unserem Leben. Wir haben alle die Möglichkeit. Und mit jedem auch noch so kleinen Erfolgserlebnis wird der Glaube stärker und fester. Der Glaube als feste Überzeugung sendet mit einer fünftausendfach höheren Energie. Es ist dann nur noch eine Frage der Zeit, wann die überzeugte Realität eintritt. Sie tritt ein, fließend und spielend leicht.

Wenn man ein Elefantenbaby an einen Holzpflock bindet, der so stark ist, dass er den Befreiungsversuchen des jungen Elefanten standhält, wird es nach etlichen Versuchen, sich von dem Pflock zu lösen, aufgeben. Und selbst als erwachsener Elefantenbulle von vier Tonnen, für den es von der Kraft her ein Leichtes wäre, den Holzbock aus dem Boden zu reißen, wird er nicht in der Lage sein, sich von dem Hindernis zu lösen. Seine Erwartungshaltung lässt es ihn erst gar nicht versuchen ...

Ein Glaube entwickelt und zementiert sich aus den Erfahrungen, die wir im Laufe unserer Entwicklung machen mussten, durch die Vorbilder, Autoritäten und Meinungsbildner, die uns vieles vorgelebt haben und zu den wir aufschauten, durch die Umwelt, die uns beeinflusst, und schließlich durch uns selbst, unsere Selbstwahrnehmung, die wir wiederholt und intensiv registrieren.

Soll ein programmierter Glaube verändert werden, ist es wiederum notwendig, mit allen Sinnen immer wieder umzudenken, mit den Affirmationen und den motivierenden Bildern und dem Glücksgefühl zu arbeiten. Suche dir positive Erlebnisse, suche dir Idole, zu denen du aufschauen kannst, orientiere dich an Menschen, die dich motivieren und an dich glauben, und gib dir ein positives Selbstbild.

Die Sache mit dem Glauben ist für das Unterbewusstsein sehr real. Hat man ein Ziel vor Augen und möchte es mithilfe des Unbewussten erreichen, ist Ehrlichkeit eine Grundvoraussetzung. Einfach so zu tun, als ob man glauben würde, funktioniert nicht. Wenn im Hinterkopf auch nur ein Fünkchen Zweifel existiert, das angestrebte Ziel erreichen zu können, wird es vom Unterbewusstsein sofort registriert. Das Unbewusste sieht den Haken und die fehlende Klarheit. Der Erfolg bleibt aus.

Sammele Informationen über das Funktionieren des Unterbewusstseins, lies Bücher, besuche Seminare, schau dir Videos an. So langsam wächst dann das Bewusstsein für das Gesetz von Placebo und Nocebo heran.

Henry Ford hat den Aspekt des Glaubens auf den Punkt gebracht: »Wenn jemand sagt ›ich kann es‹, hat er recht, wenn er aber sagt ›ich kann es nicht‹, hat er auch recht«.

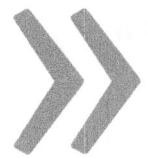

Sage es mir, und ich werde es vergessen.

Zeige es mir, und ich werde es vielleicht behalten.

Lass es mich tun, und ich werde es können.

Laotse (sechstes Jahrhundert vor Christus),
legendärer chinesischer Philosoph

5.9 Parameter sieben: Die Brücke des eigenen Handelns

Was nutzen die besten Affirmationen und der feste Glaube an die Erfüllung aller Wünsche, wenn man nicht ins Handeln kommt? Schließlich ist das Handeln der Vorbote des Ergebnisses und damit seine Voraussetzung.

Der vierzehnte Dalai Lama sagt dazu: »Zufriedenheit und Glück sind nichts, was fertig geliefert wird. Sie entstehen durch dein eigenes Handeln.«

Spätestens wenn man die Blockaden kennt, die einem im Weg stehen, sollte man sich auf den Weg machen, diese Blockaden zu beseitigen, um dann den ersten Schritt zu tun. Es sind die berühmten dreißig Zentimeter, die fehlen, um aus der bequemen Sitzposition nach oben zu kommen. »Den Hintern hochbekommen« ist die Voraussetzung dafür, den ersten Schritt zu tun, den Weg unbeirrt weiterzugehen und den Mut zur Veränderung zu haben.

Die Schlüsselwörter dieses Prozesses – ins Handeln zu kommen – sind Begeisterung und Entschlossenheit.

Begeisterung ist das Synonym für Motivation. Der Begriff »Motivation« lässt sich aus dem lateinischen »motus« (Bewegung) ableiten. Ist jemand motiviert, kommt er in Bewegung. Und das automatisch. Er kommt in die Puschen und macht sich auf den Weg, sein Ziel zu erreichen.

Es hilft, diese Begeisterung mit anderen zu teilen, sich aber auch von anderen inspirieren zu lassen. Deshalb umgib dich mit Menschen, die dich zusätzlich motivieren, die dir für deine gesunde Lebensweise Anerkennung und Hochachtung zollen. Umgekehrt meide Menschen, die Zweifel und Ängste schüren, die destruktive Gedanken pflegen und sich bewusst gesundheitsschädlich verhalten. Du brauchst solchen Menschen nichts von deinen Zielen und Wünschen zu erzählen, behalte es lieber für dich und überlege genau, wem du etwas erzählen kannst und wem nicht, wem du vertrauen kannst und wem nicht, und schließlich: wer dich motiviert und wer nicht. Geht es um das Thema Entschlossenheit, spürt man schon allein bei dem Ausspruch dieses Wortes den unbedingten Willen, sein Ziel zu erreichen. Es ist ein großer Unterschied, ob man etwas nur will oder zu etwas entschlossen ist. Wollen ohne Entschlossenheit kostet unnötige Energie, die du aber sehr nötig hast, um deine Ziele zu erreichen. Nur durch zähe Entschlossenheit ist es möglich, Ziele genau so zu erreichen, wie man es sich in seinen Träumen ausmalt. Beste Beispiele dafür sind disziplinorientierte Ziele wie Abnehmen und sich das Rauchen abgewöhnen. Ist die vollkommene Entschlossenheit vorhanden, ist der erste Schritt bereits getan.

Die Mönche im Shaolin-Kloster haben das Prinzip der Entschlossenheit perfektioniert. In China heißt es: »Notwendigkeit setzt alle Gesetze außer Kraft.«

Entschlossenheit verlangt demnach Opfer, unangenehme Entscheidungen, Veränderung des Lebensrhythmus, vielleicht gehört auch dazu, Menschen enttäuschen zu müssen. Die Shaolin-Mönche verdeutlichen dieses Prinzip mit der Aufforderung, Dinge ganz zu tun oder ganz zu lassen. Zehn Zigaretten weniger zu rauchen ist kein Ziel. Die Mönche lehren, nur das zu tun, zu dem wir wirklich entschlossen sind – und zu dem wir auch bereit sind. Der Kung-Fu-Kämpfer braucht die Entschlossenheit, um einen Ziegelberg durchschlagen zu können. Würde er bei gleicher körperlicher Kraft nur einen Sekundenbruchteil zögern, könnte es schmerzvoll werden. Sollte es zu einem solchen Zögern kommen, sollten Zweifel auftreten, so gibt es eine wirkungsvolle Methode, diese störenden Geister loszuwerden: Haue innerlich auf einen Tisch und rufe »Aus!«. Das vertreibt Zweifel und Zögern und macht dich wieder stark und zielfokussiert.

Entschlossenheit umschreibt die Energie, die uns aus der Komfortzone katapultiert. Jener Bereich des Lebens, der bequem und gemütlich, aber auch gefährlich ist. In dieser Zone sterben Träume, endet jede Persönlichkeitsentwicklung und Langeweile verdrängt Initiative. In der Komfortzone wabert ein Pilz durch die Persönlichkeit, der mit einer schieren Leichtigkeit die Geburtsstunden von Ideen blockiert. Der Zweifel. Entschlossenes Handeln ohne hemmende Gedanken ist der Königsweg aus der Komfortzone. Schon Sigmund Freud appellierte: »Denken ist ein Probehandeln und scheint ungefährlicher und unverbindlicher als Handeln.«

Ein ungeschriebenes Gesetz ist die Zweiundsiebzig-Stunden-Regel und sie unterstreicht das Prinzip der Entschlossenheit der Shaolin-Mönche. Innerhalb von zweiundsiebzig Stunden sollte ein geplantes Vorhaben begonnen werden. Schieben wir es länger auf, ist die Wahrscheinlichkeit, dass wir es aus den Augen verlieren, sehr groß. Das betrifft Gelegenheiten und Chancen genauso wie Ideen, die verwirklicht werden wollen. Lass die Begeisterung für deinen Plan reifen, erkenne und ergreife die Chancen, die sich bieten – innerhalb von zweiundsiebzig Stunden. Auf keinen Fall länger warten. Die Methode kennst du ja bereits. Wende sie an, komm ins Handeln. Du kannst es überall und jederzeit praktizieren. Dreimal täglich fünfzehn Minuten reichen meist schon aus. Ich selbst habe mir angewöhnt, das Ganze sogar während des Joggings zu praktizieren. Das Naturerlebnis, moderat durch den Wald zu laufen, erzeugt bei mir eine entspannende Wirkung, die mich in den Zustand des Alphabewusstseins versetzt. Versuche es selbst auch einmal. Beginne zunächst mit Walking, um wirklich sicher zu werden. Während des Walkens genieße die Natur. Lausche dem Vogelgezwitscher und dem Rauschen der Bäume, erlebe den Duft des Waldes. Und während du die Natur um dich herum mit allen Sinnen wahrnimmst, beginne deine Ziele und Wünsche zu visualisieren. Das Mehr an eingeatmeter, frischer Luft erhöht die Sauerstoffaufnahme. Sauerstoff durchströmt die Lungen und das Gehirn. Die Beanspruchung ist intensiviert und die Aufmerksamkeit verstärkt. Jetzt kommen die besten Einfälle und kreativsten Visualisierungen. Hilfreich ist es immer Ideen sofort schriftlich festzuhalten. Ein Handy mit Sprachmemo-Funktion, auf das man seine Ideen aufsprechen kann, tut's natürlich auch. Ein positives Gefühl lässt sich allein schon durch den Kontakt mit der Reinheit der Natur herstellen. Sprich im Rhythmus deiner Schritte deine Affirmationen mit Überzeugung aus und – genieße! Du wirst spüren, wie wohl du dich nach einer Stunde Sport in der Natur fühlst. Einerseits hast du durch das Ausdauertraining etwas für deinen

Körper getan, andererseits hast du durch das Naturerlebnis und den Alpha-bewusstseinszustand deine Seele angesprochen und durch die Übungen zur Programmierung deines Unterbewusstseins Kontakt zu deinem Inneren auf-genommen. Körper, Geist und Seele sind – spürbar – im Einklang!

Wenn man die Umprogrammierung seiner Festplatte im Rahmen einer Medi-tation im Alphabewusstseinszustand mit den passenden Affirmationen, den richtigen Bildern, einem Hochgefühl und dem unerschütterlichen Glauben in eine Gebrauchsanweisung packt, könnte sie wie folgt aussehen: »Innerhalb von zweiundsiebzig Stunden ins Handeln kommen, dreimal täglich jeweils fünfzehn Minuten immer zur gleichen Zeit im Alphabewusstseinszustand trai-nieren. Mindestens dreißig Tage lang.«

Lass dich durch Rückschläge nicht entmutigen. Bisweilen können die Ziele vielleicht zu hochgesteckt sein und dich überfordern. Schalte dann einen Gang zurück, gehe maßvollere, vernünftigere Schritte, baue weitere kleinere Etappenziele ein und du wirst merken, wie die Motivation mit jedem erreich-ten Etappenziel wächst.

Der erste Schritt ist der schwierigste. Immer wieder aufstehen, so oft man auch hinfällt. Mit innerer Weisheit seinen Weg gehen, egal, welche Stürme über uns hereinbrechen. Immer und immer wieder, nie aufgeben und dran-bleiben. Von der Erkenntnis allein kann man dauerhaft nichts erwarten, das Handeln in der Wiederholung ist der Same, aus dem die Veränderung keimt!

Als Motivationshilfe drucke deine Leitsätze aus, hänge sie dorthin, wo sie immer zu sehen sind (zum Beispiel Badezimmerspiegel), und komm ins Han-deln. Auch kleine bunte Post-its am Kühlschrank oder auf den Kleiderschrank geklebt lassen eine Botschaft ins Unterbewusstsein gleiten und sich dort ver-festigen. Hast du zum Beispiel als Ziel, dein Wunschgewicht von siebzig Kilo-gramm zu erreichen, so klebe viele kleine Zettelchen überall in der Wohnung auf, beschrieben mit nur zwei Worten: siebzig Kilo. Hast du eine Wunschfi-gur bereits im Kopf, zeichne sie in den schönsten Farben. Wenn du selbst gut malen oder zeichnen kannst, umso besser. Ansonsten fertige doch Kollagen. Schneide deine angestrebte Körperform aus Bademodekatalogen aus und ergänze sie mit einem Bild von dir.

Dein Wunschselbstbild geht mit der Zeit in Fleisch und Blut über und setzt sich im Unterbewusstsein als deine neue Realität fest. Dein Handeln auf dem Weg zum schlanken Körper wird entscheidend unterstützt.

Martin Luther King hat das Prinzip des entschlossenen Handelns auf den Punkt gebracht:
»Wenn du nicht fliegen kannst, renne!
Wenn du nicht rennen kannst, gehe!
Wenn du nicht gehen kannst, krieche!
Aber was auch immer du tust, du musst weitermachen!«

Das, was unter dem Strich übrig bleibt, wenn man das mentale Training zusammenfasst, ist die Qualität unserer Gedanken. Unsere Gedanken als Energiefelder können uns und unsere Realität verändern. Bewusste Gedanken als Bilder, so wie wir sie uns wünschen, mit dem Gefühl, das wir uns wünschen, mit der festen Überzeugung, dass es eintritt, mit unserem ureigensten Lebensmotto, dies als ständige Wiederholung eingespeist und in meditativer Konzentration gedacht, lassen die Welt so entstehen, wie wir sie uns wünschen. Wir gehen in diese Methode hinein mit der Überzeugung, unser Ziel, unseren Wunsch bereits erfüllt zu haben, von ganzem Herzen mit dem Einbeziehen aller fünf Sinne. Im Zentrum dieser Gedanken stehen wir in dem Moment, in dem wir die Ziele endlich erreicht haben.

»Wenn du nur das tust, was du immer getan hast, wirst du nur das bekommen, was du immer bekommen hast!«, sagte Abraham Lincoln. Im gesundheitlichen Kontext könnte man es nicht besser ausdrücken. Veränderungen tun gut und brauchen die Kraft des entschlossenen Handelns.

6.
Die unterschätzte Bedeutung der Körperhaltung für die eigene Gesundheit

Die Bedeutung der Körperhaltung für unsere Gesundheit und unser Wohlbefinden wird oft unterschätzt. Die Art und Weise, wie wir unseren Körper halten und unsere Mimik einsetzen, kann weitreichende Auswirkungen auf unsere physische und psychische Gesundheit haben. Lange bevor wir Worte austauschen, kommunizieren wir über unsere Körperhaltung. Über diese meist unbewussten Signale senden wir eine innere Haltung an uns und unsere Gesprächspartner. So geben wir viel über unseren inneren Zustand nach außen. Geben wir der Gravitation nach, lassen wir uns förmlich hängen, mit gebeugtem Rücken, schlurfendem Gang, heruntergezogenen Mundwinkeln und Augenlidern, vermitteln wir ein Zeichen von Depression und Kraftlosigkeit nach außen. Das wird zum Problem, wenn wir beispielsweise das genaue Gegenteil, also Selbstvertrauen und Offenheit, vermitteln wollen. Die Körperhaltung kann daher unser Auftreten in sozialen und beruflichen Situationen stark beeinflussen.

Eine aufrechte und offene Körperhaltung mit einem freundlichen Gesichtsausdruck kann ein Indikator für körperliche Gesundheit sein. Sie unterstützt die korrekte Aufrichtung der Wirbelsäule und verhindert übermäßige Belastungen von Gelenken und Muskulatur. Eine schlechte Haltung führt zu Verspannungen, Rückenschmerzen und kann sogar zu langfristigen strukturellen Veränderungen der Wirbelsäule führen. Beispielsweise kann eine vorgeneigte Kopfhaltung durch ständiges Starren auf einen Bildschirm – bekannt als Handy-Nacken – zu Nackenverspannungen und Kopfschmerzen und langfristig zu Verformungen der Hals- und Brustwirbelsäule führen.

Der Einfluss der Körperhaltung geht aber über nicht gewollte Signale an Gesprächspartner und Nackenverspannungen weit hinaus. Studien zeigen, dass Menschen, die sich über einen längeren Zeitraum in einer gebeugten oder zusammengekauerten Haltung befinden, dazu neigen, negative Gedanken und Gefühle zu verstärken. Die Körperhaltung wirkt in diesem Falle negativ auf unsere Stimmung, unser Denken und Handeln. Sie blockiert die Erreichung selbst gesteckter Ziele, unabhängig davon, ob es sich um Ziele im Business, Sport oder eben in der Gesundheit handelt. Umgekehrt beeinflusst eine positive, aufrechte und offene Körperhaltung unser psychisches Wohlbefinden.

Die sogenannte Körper-Geist-Verbindung zeigt, dass eine aufrechte Haltung dazu beitragen kann, unser Selbstbewusstsein, unsere Stimmung und sogar unsere Denkprozesse zu beeinflussen. Die Autorin Kristina Böhlke plädiert für eine »authentische Körperarbeit«, um erfolgreich in Gruppen bestehen zu können. Durch eine bewusste Nutzung der Ressourcen unseres Körpers, wird der Zugang zu unserer Intuition wieder möglich (Böhlke 2018).

Menschen, die sich in aufrechter Haltung befinden, empfinden so eher positive Emotionen und fühlen sich selbstbewusster. Eine gesunde Haltung macht gewissermaßen gesund und stärkt das Immunsystem. Die bewusste Änderung der Körperhaltung ist somit ein Baustein zu größerem Selbstbewusstsein und mehr Wohlbefinden. Versuche es und beobachte, wie deine Umgebung darauf reagiert. Hebe die Brust, ziehe die Schultern nach hinten, richte dich auf, halte deinen Rücken gerade, schau einem Mitmenschen voller Selbstvertrauen in die Augen und begegne ihm mit einem festen Händedruck. Die Menschen in deinem Umfeld werden dich positiv wahrnehmen. Es passiert aber noch mehr. Als soziale Wesen spiegeln wir unbewusst unser Gegenüber, das heißt die positive Energie, das positive Gefühl, das eine aufrechte Körperhaltung beim Betrachter auslöst, kommt zu dir zurück, dein Selbstvertrauen wächst.

Deine Körperhaltung verrät aber nicht nur deinen Mitmenschen, wie du dich selbst siehst. Deine Körperhaltung triggert ebenso dein Unterbewusstsein an und wirkt auf dein Selbstbild und deine Gefühlslage. Durch die bewusste Änderung der Körperhaltung signalisierst du deinem Unterbewusstsein »Mir geht es gut, ich bin stark und selbstbewusst«. Wenn du etwas für dich und deine Gesundheit tun möchtest, dann lass zu, dass deine Umwelt ein positives Bild von dir erhält. Achte auf eine bewusste Änderung der Körperhaltung, aber auch auf neue, modische Kleidung, eine neue Frisur oder ein neues Make-up. Auch diese Signale beeindrucken deine Umwelt positiv und diese Positivität wird zu dir zurückgespiegelt. Zusätzlich wird dein Unbewusstes beeinflusst und das wirst du fühlen.

Charly Braun hat das in »Peanuts« wunderbar umschrieben:

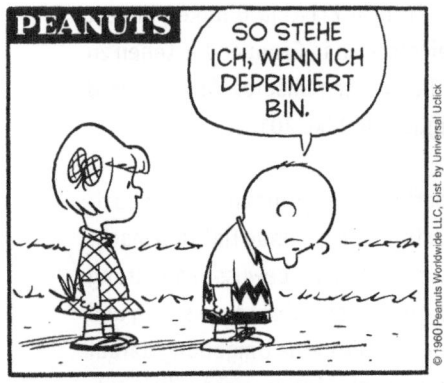

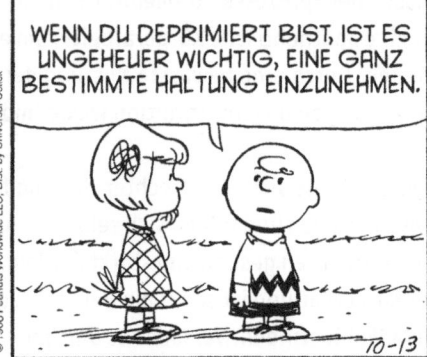

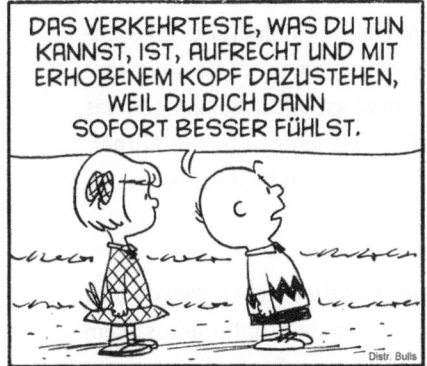

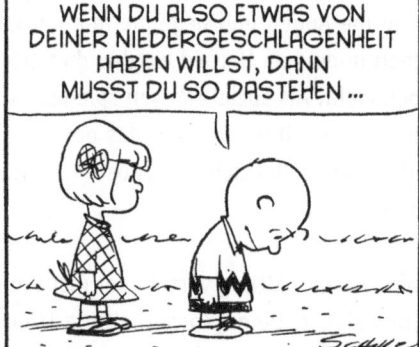

Peanuts, © www.kipkacomic.com

Wer es nicht glaubt, kann einen Selbsttest machen: Versuche doch mal, beide Arme hochzureißen, zu lachen und dann zu sagen: »Mir geht es schlecht!«. Oder andersherum: Lass die Arme, die Schultern und den Kopf hängen und sage dir: »Mir geht's supergut!«. Es ist kaum möglich und fühlt sich falsch an.

Wie können wir diesen Körper-Geist-Zusammenhang nun für unsere Gesundheit und zur Stärkung unseres Immunsystems nutzen?
Nimm nach einer schlechten Nachricht ganz bewusst eine gerade Körperhaltung ein, Kopf hoch, Schultern nach hinten, Brust raus, und lächle. Es wird dir rasch besser gehen. Der aufrechte Gang, Schultern nach hinten, Brust raus, ist die eine Seite einer positiven, optimistischen Körperhaltung. Was aber unbedingt noch dazu gehört, ist das Lächeln. Von einem Lächeln kann enorme Kraft ausgehen. Lächle – und du bekommst ein Lächeln zurück. Es ist das Prinzip der Anziehung, aber auch das Prinzip vom Säen und Ernten. Säe ein Lächeln und du erntest ein Lächeln. Umso schöner ist das Phänomen, dass du beim Lächeln Energie für dich selbst sammelst und für andere Energie ausstrahlst. Beim Lächeln kannst du also mehr Kraft und Vitalität entwickeln.

Der sogenannte Delta-Test in der Kinesiologie beweist das: Strecke einen Arm in die Waagerechte und bitte jemanden, den Arm nach unten zu drücken. Normalerweise ist das kaum möglich bei einer gut ausgebildeten Schultermuskulatur. Schau nun in ein »Misi« (ein negativer Smiley). Nun ist es ein Leichtes, den Arm nach unten zu drücken. Du hast kaum Kraft und kannst dich auch nicht dagegen wehren. Schau nun wieder in einen Smiley und du wirst wieder stark. Sei stark, lächle und versorge dich und auch andere mit Kraft und Energie.

Übung: Hast du schlechte Laune, bist antriebslos? Schau doch mal eine Minute auf den Sekundenzeiger deiner Armbanduhr und lächle dabei. Nur eine Minute lang. Danach wirst du spüren, dass es dir besser geht.

Der Muskel, der die Mundwinkel nach oben führt, ist der Musculus zygomaticus major. Dieser kleine Muskel ist dafür verantwortlich, dass das Unterbewusstsein die Information bekommt , dass wir gut drauf sind. Diesen Muskel können wir aber auch manuell aktivieren. Wenn wir lächeln und genau jenen Punkt massieren, am Ende des Lachmundes, direkt auf der Wange, haben wir den Effekt verdoppelt.

Im fernen Kirgisien gab es einmal ein Kloster, das »Kloster der Feueranbeter« genannt wurde. Dieses Kloster wurde von Professor Mirsakarim Norbekov (2006) in seinem Buch »Eselsweisheit« als das »Kloster des Lächelns« bezeichnet. Professor Norbekov betreute Parteifunktionäre im Ruhestand. Einer dieser Funktionäre litt unter Parkinson und wurde nach einem mehrwöchigen Aufenthalt in diesem geheimnisvollen Kloster völlig geheilt. Dies sprach sich schnell herum. Und weitere Berichte von Heilungen chronischer Erkrankungen anderer Ruheständler häuften sich. Professor Norbekov wurde neugierig und fuhr in dieses Kloster, das so abgelegen lag, dass die letzten sechsundzwanzig Kilometer auf einer kleinen, steilen Bergstraße zu Fuß zurückgelegt werden mussten. Endlich im Kloster angekommen wurde ihm und seinen Begleitern aufgetragen, »nicht zu sündigen«. Dies sei das einzige Gesetz, an das sich jeder im Kloster zu halten hatte. Die Sünde, um die es ging, bestand darin, nicht zu lächeln. Wer nicht lächelte, wurde zur Strafe zum Wasserholen geschickt. Eigentlich kein Problem, wenn nur der Wasserkrug nicht zwanzig Kilogramm gewogen und die Wasserstelle vier Kilometer talabwärts an einer steilen Bergstraße gelegen hätte. Man kann sich vorstellen, was uns Westeuropäern geblüht hätte. Das Lächeln wäre nach fünf Minuten vergessen worden und die Zahl der Wassereinheiten hätte sich – zunächst – vervielfacht. Wir sind es einfach nicht gewohnt oder werden, wenn zu häufig gelächelt wird, für verrückt erklärt.

Ganz anders war daher die Welt in diesem Kloster. Wer nicht lächelt, muss den Zwanzig-Kilogramm-Krug vier Kilometer bergauf schleppen, selbstverständlich auch wieder mit einem Lächeln auf den Lippen. Denn sonst geht's direkt wieder zurück. Aufmerksam und unnachgiebig verfolgten daher die Mönche jeden Wasserträger mit dem Fernglas. Aber wie es bei Strafen so ist: Sind sie wirklich hart, konzentriert man sich plötzlich. Nach ein paar Tagen Aufenthalt im Kloster musste niemand mehr zum Wasserholen. Neben dem Lächeln war noch etwas anderes auffällig. Alle Menschen gingen dort sehr aufrecht und erlaubten sich zu spielen wie die Kinder. Professor Norbekov und seine Begleiter waren vierzig Tage bei den kirgisischen Mönchen und die meisten ihrer Krankheiten wurden geheilt. Jedenfalls verließ jeder aus der Gruppe das Kloster gesünder, als er angekommen war. Man stelle sich das doch einmal bei uns vor. Die Menschen fahren zu einer Kur oder in ein Rehazentrum und alle kommen gesünder zurück. Klingt schon merkwürdig. Oder stell dir vor, du schlenderst lächelnd durch die Stadt. Wahrscheinlich werden dich viele Leute bemitleidenswert anschauen, als wärst du krank.

Doch Körperhaltung und Mimik sind uns antrainiert. Das gilt besonders für das Nichtlächeln. Kindern ist das noch egal, sie folgen ihrem Herzen und lachen. Untersuchungen haben herausgefunden, dass ein Kind im Schnitt pro Tag dreihundertmal lacht. Ein Erwachsener hingegen bringt es auf klägliche fünfzehn Lacheinheiten täglich. Du willst dein Gesundheitspotenzial erweitern? Dann nutze Körperhaltung und Lächeln. Versuche die Lachwerte deiner Kindheit zu erreichen. Das ist nicht nur gut für die Statistik, sondern vor allem ein guter Booster für dein Unterbewusstsein: Du sendest dir die Signale »Mir geht es gut« und »Ich bin selbstbewusst und mit mir im Reinen«. Halte dich dabei aufrecht und lächle. Das ist der Hinweis an dein Unterbewusstsein: »Hey, wir können auch etwas für unser Energie-Level tun.« Denn ist die Körperhaltung aufrecht und lächelst du, dann fließt Energie.

Der Nobelpreisträger Daniel Kahnemann (2011) sagt dazu: »Wenn man sich ruhig und freundlich verhält, egal wie man sich fühlt, wird man nach einer Weile tatsächlich ruhig und freundlich.« Betrachten wir dies doch als einen gut gemeinten Ratschlag und geben ihn an jeden in unserem Lebensbereich weiter. Der Philosoph und Psychologe William James hat bereits vor hundertdreißig Jahren gesagt: »Tue so, als ob du eine gewünschte Charaktereigenschaft bereits hast, und du hast sie.«

»Das geht aber nicht«, werden nun viele Leser einwenden. Das ist okay und eine normale Reaktion. Doch dabei muss es nicht bleiben. Im Rahmen meiner Mentalcoachings spreche ich gerne vom Akronym »STAO« (»So tun, als ob«). Denn über das Tun, auch wenn der kritische Geist es noch nicht glauben will, wird die positive Wirkung von Körperhaltung und Lächeln bereits ausgelöst. Es kommt gar nicht darauf an, an die Wirkung zu glauben. Zu diesem Ergebnis kommen jedenfalls William James vor hundertdreißig Jahren und heute Neurowissenschaftler wie Daniel Kahnemann, Michael Merzenich, Richard Davidson oder Gerald Hüther.

Es lohnt sich für die psychische und physische Gesundheit immer, aktiv etwas für eine positive Ausstrahlung mit einer offenen, geraden Körperhaltung zu tun. Dazu gehört auch, Defizite wie über die Jahre antrainierte Fehlhaltungen anzugehen. Das Spektrum der Möglichkeiten ist groß: Durch regelmäßige Körperwahrnehmungsübungen, Yoga, Pilates oder eine gezielte Wirbelsäulengymnastik können wir die Haltung verbessern und langfristig von den gesundheitlichen Vorteilen profitieren. Achtsamkeit gegenüber unserem Körper im Alltag – sei es beim Sitzen, Stehen oder Gehen – kann dazu beitragen, Verspannungen zu reduzieren, das Wohlbefinden zu steigern und eine selbstbewusste Ausstrahlung aufzubauen.

Unser Körper ist weit mehr als nur eine physische Hülle. Indem wir auf unsere Körperhaltung achten und sie bewusst beeinflussen, können wir nicht nur unsere körperliche Gesundheit verbessern, sondern auch unser Selbstbewusstsein stärken und unsere zwischenmenschlichen Beziehungen positiv beeinflussen. Der Körper ist der Spiegel unserer Lebensweise. Die Seelen- und Stimmungslage spiegelt sich im Körper. In ihm reflektiert sich die Summe unserer Lebenserfahrungen. Wir sollten ihn achtsam pflegen und damit pflegen wir direkt auch unsere Psyche. Körperhaltung und Gestik sind richtig angewendet Gesundheitsbeschleuniger. Es gilt diesen Schatz zu heben.

Oder wie Winston Churchill es treffend ausgedrückt hat: »Man soll dem Leib Gutes bieten, damit die Seele Lust hat, darin zu wohnen.«

7.
Strategien, um Barrieren und Blockaden zu überwinden

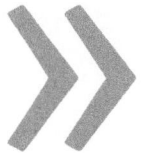

Der Arzt ist nur

Helfer der Natur.

Galenos (129–216),
griechischer Arzt und Universalgelehrter

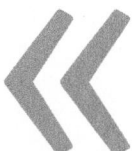

Ein wichtiger Punkt beim Umgang mit der eigenen Gesundheit sind Blockaden. Blockaden sind Hindernisse, die einem von der Wiege an in den Weg gestellt werden. Hindernisse, die den Fluss des Lebens behindern, sein Strömen stören. Plötzlich kommt das Leben ins Stocken, ins Ungleichgewicht. Diese Blockaden sind Glaubenssätze und Überzeugungen, die tief in uns verankert sind und durch die wir geprägt sind. In den meisten Fällen hat es etwas mit fehlendem Selbstwert und fehlendem Selbstbewusstsein zu tun. Man traut sich einfach nichts zu. Das Muster »Ich kann das sowieso nicht« ist fest im Unterbewussten eingebrannt. Die Blockaden wirken wie tonnenschwere Felsblöcke, an denen kein Vorbeikommen ist. Man ist wie gelähmt und wirft vorhandene Pläne schnell über den Haufen. Man fühlt sich, als ob man mit angezogener Handbremse fährt. Häufig sind es Zweifel, die sich einem in den Weg stellen. Manchmal ist es aber auch nur die eigene Ungeduld. Zweifel, Ängste, fehlendes Selbstbewusstsein, fehlender Selbstwert verschließen die Tür zu einer Gesundung.

Jeder Patient kennt dieses Phänomen, wenn der Arzt zur Visite erscheint, gefolgt von einer Entourage von Ober- und Assistenzärzten, Pflegern und Studenten. Mit einem Kauderwelsch lateinischer Fachbegriffe erklärt er bedeutungsschwanger warum nunmehr diese oder jene Behandlung notwendig sei. Der Patient fühlt sich eigentlich gut aufgehoben in dem Krankenhaus. Es fehlt ihm aber an Selbstbewusstsein nachzufragen, nachzuhaken, es genau wissen zu wollen. Geschweige denn über eine Zweitmeinung nachzudenken. Man will ja nicht stören. Der Chefarzt hat alles dafür getan, die Distanz zum Kranken zu wahren, und der Patient empfindet seine Autorität als lähmend.

Kontakt mit unserem Unterbewusstsein durch völlige Entspannung im Alphabewusstseinszustand ist im Falle von Lähmung und Blockierung nur noch mit größter Mühe möglich. Und Mühe stört wiederum den Fluss. Wenn ich alle Kraft und Kreativität in meine neuen Glaubenssätze lege, kreativ und intensiv visualisiere und trotzdem wenig Erfolg habe, dann sind es wieder diese Zweifel, die hochkommen. Es entsteht ein innerer Kampf und Krampf, der eine Umprogrammierung schwierig gestaltet. Nur eine entspannte Gewissheit setzt das Samenkorn in unser Unterbewusstsein ein und lässt es nach einer geduldig abgewarteten Weile sprießen. So wie der Löwenzahn, der sich plötzlich durch den Asphalt einer nicht befahrenen Straße gen Sonnenlicht kämpft.

Durch die Affirmationen, Visualisierungen und kreatives positivem Denken kann das zarte Pflänzchen weiterwachsen und strebt immer mehr an die Oberfläche. Kurz bevor es den Boden durchstoßen möchte, um ersten Kontakt mit dem Sonnenlicht zu bekommen, sorgen eben genau diese Ängste, Zweifel und Ungeduld dafür, dass es wieder die Gegenrichtung einschlägt und im Untergrund verschwindet. Der Durchbruch ist nicht gelungen – noch nicht –, denn die Chance besteht weiterhin. Das Entscheidende ist, zu wissen, wie ich diese negativen Glaubenssätze und negativen Muster überwinden und weit ins Unterbewusstsein fallen lassen kann, sodass sie mich nicht mehr behindern. Da ist zunächst das Denken. Wenn ich in Ungeduld, Mangel und Krankheit denke, beschäftige ich mich mit Ungeduld, Mangel und Krankheit und werde genau diese anziehen und ernten. Sind Bilder, die Leid und Krankheiten beschreiben, und Gefühle des Zweifels vorhanden, sind sie dominant an der Oberfläche. Man beschäftigt sich mit ihnen, schenkt ihnen Aufmerksamkeit und Energie – und das ist der fatale Fehler.

Die Arbeit an den Blockaden lohnt sich und sie sind lösbar. Blockaden sind aber auch die inneren Stimmen, die testen wollen, ob man wirklich mit ganzem Herzen die Erfüllung der Ziele herbeisehnt und ob man bereit ist, alle Kräfte zu bündeln, um die Blockaden zu überwinden. Sie wirken in diesem Moment wie eine Checkliste. Sie fragen dich: Hast du alles unternommen? Hast du dein Denken auf deine Gesundheit ausgerichtet? Hast du visualisiert und Affirmationen zu deinem Motto gemacht? Vor allem aber: Glaubst du aus vollem, reinem Herzen an deine Heilung, an deine Gesundheit und bist du dir mit Gelassenheit sicher, dass deine Wünsche in Erfüllung gehen? Wenn nein: Arbeite an deinen Blockaden. Löse sie auf, sei überzeugt von deinem Erfolg – und der Weg ist frei.

Es gibt verschiedene Methoden, mentale Hindernisse aus dem Weg zu räumen. Im Folgenden werden einige von ihnen beschrieben.

7.1 Die unbekannte Kraft der Emotional Freedom Technics

Diese Methode ist eine Selbsthilfemethode, um Blockaden zu lösen. EFT bedeutet »Emotional Freedom Technics«, die Technik der emotionalen Freiheit. Man bezeichnet sie auch als Klopfakupressur. Sie kann in kurzer Zeit Erstaunliches bewegen. Blockaden sind nichts anderes als Verstopfungen der Energiebahnen. Die Energie kann nicht mehr ungestört fließen. Vergleichbar mit einem Bach, der plötzlich durch äußere Widrigkeiten mit Holz, Schlamm und Steinen an einer Stelle gestaut wird. Wir versuchen nun also, diese Barrieren wegzuräumen und das Wasser, sprich die Energie, wieder frei fließen zu lassen. Bei der Klopfakupressur werden verschiedene Stellen des Körpers und des Gesichtes mit den Zeige- und Mittelfingern rhythmisch abgeklopft. Es werden in einer festen Reihenfolge verschiedene Energiepunkte des Körpers (Meridiane) mit den Fingerkuppen (etwa acht- bis zehnmal pro Energiepunkt) aktiviert. Die Energie kann danach wieder frei strömen. Wichtig ist dabei, das aktuelle Problem oder die Blockade in einem Kernsatz kurz und präzise zu formulieren und intensiv mit dem damit zusammenhängenden negativen Gefühl in Kontakt zu treten. Versuche in einer Skala von eins bis zehn die Stärke des Gefühls zu klassifizieren. Nach dem ersten Klopfdurchgang versuche zu ermitteln, ob und um wie viele Punkte auf der Skala es dir besser geht. Nun klopfe so lange, bis du auf der Skala bei null angekommen bist, also das negative Gefühl oder sogar die Blockade verschwunden ist. Um mit dem negativen Gefühl oder der Blockade Kontakt aufzunehmen, sprich zunächst einen Einstimmungssatz. Dieser Einstimmungssatz beschreibt im ersten Teil zunächst dein Problem und im Folgenden einen Hinweis, der zur Entschärfung des Problems beiträgt. Vor allem aber hilft er, unbewusste Widerstände, die eine Auflösung der Blockade verhindern könnten, erst gar nicht aufkommen zu lassen.

Am Beispiel des Kopfschmerzes sieht die Technik der emotionalen Freiheit wie folgt aus: Wähle zunächst zwei Einstimmungssätze. Hier aktivierst du die Handkantenpunkte beider Hände. Die Handkantenpunkte liegen an den Handkanten der beiden Kleinfingergrundgelenke:

1. »Auch wenn ich diese Kopfschmerzen habe, liebe und akzeptiere ich mich so, wie ich bin« (dreimal Handkantenpunkt rechte Hand).
2. »Auch wenn ich es nicht verdient habe, frei von diesen Kopfschmerzen zu sein, liebe und akzeptiere ich mich so, wie ich bin« (dreimal Handkantenpunkt linke Hand).
3. Danach tief ein- und ausatmen.

Während des eigentlichen Klopfvorganges sprichst du den Klopfsatz, der das eigentliche Problem auf den Punkt bringt, hier also die Kopfschmerzen, die dich so plagen. Dabei werden die folgenden Punkte im Gesicht und am Körper der Reihenfolge nach abgeklopft:

1. Augenbrauen innen (am Anfangspunkt der Augenbrauen innen);
2. Augen außen (am knöchernen Augenrand, wo die Lachfältchen sind);
3. in der Mitte unter den Augen (in der kleinen Vertiefung auf dem Jochbein);
4. unter der Nase;
5. im Kinngrübchen;
6. auf dem Schlüsselbein (in der Verbindung zwischen Brust- und Schlüsselbein, unter dem Knochenvorsprung);
7. unter dem Arm (unterhalb der Achselhöhle, neben dem Brustmuskel);
8. auf dem höchsten Punkt des Kopfes;
9. Daumen (am Nagelfalz an der dem Körper zugewandten Seite);
10. Zeigefinger (am Nagelfalz an der dem Daumen zugewandten Seite);
11. Mittelfinger (am Nagelfalz an der dem Zeigefinger zugewandten Seite);
12. kleiner Finger (am Nagelfalz an der dem Ringfinger zugewandten Seite);
13. danach tief ein- und ausatmen.

Zum Abschluss kannst du letzte Reste von Blockaden mit der sogenannten Gamutübung auflösen. Der Gamutpunkt befindet sich auf dem Handrücken in der Rille zwischen kleinem Finger und Ringfinger. Während du diesen Gamutpunkt abklopfst oder massierst, praktiziere in der Reihenfolge die folgende Übung:

1. Schaue geradeaus, schließe die Augen und öffne diese wieder;
2. halte den Kopf gerade und schaue nach unten rechts, dann nach unten links;
3. halte den Kopf noch immer ganz ruhig und rolle die Augen erst in die eine, dann in die andere Richtung;
4. summe einige Takte eines Liedes;
5. zähle von 138 bis 132 rückwärts;
6. summe erneut einige Takte;
7. danach wieder tief ein- und ausatmen.

Diese Übungen aktivieren beide Gehirnhälften und harmonisieren die Tätigkeiten von Hypophyse und Hypothalamus, die die Hormonsteuerung regulieren. Spüre im Inneren deine Blockaden, beschreibe sie für dich, klopfe, wie oben beschrieben, die Meridiane ab und gehe im Anschluss erneut nach innen und spüre nach, ob es dir besser geht. Versuche nun auf der Skala von eins bis zehn einzuschätzen, wie stark nun die Blockaden beziehungsweise die schlechten Gefühle sind. Hat sich etwas verbessert?

Du kannst so oft klopfen, wie du magst. Wichtig ist, dass ein Vorher-nachher-Effekt spürbar wird. Und je geübter du im Abklopfen der Meridiane bist, umso schneller macht sich die Lösung der Blockaden bemerkbar.

7.2 Achtsamkeit: Verbindung zum Selbst herstellen

Blockierende, negative Gefühle gehören zu unserem Leben und sind so gut wie unvermeidlich. Dieses ewige Auf und Ab des Lebens ist ein Teil unserer Natur. Es geht im Grunde nur darum, richtig mit negativen Gefühlen umzugehen. Lass die mittel- und unmittelbaren Folgen von negativen Emotionen wie Ärger, Wut, Hass, Trauer oder Scham erst gar nicht aufkommen. Akzeptiere diese Emotionen als Teil deiner Persönlichkeit. Nimm sie an, lass sie jedoch nicht weiter zur Entfaltung kommen. Nimm Kontakt zu deinem Unbewussten auf, begib dich in den Alphazustand. Und nun spüre die negative Emotion, konzentriere dich genau auf dieses Gefühl. Wo liegt es? Im Magen? Im Bereich des Herzens? Konzentriere dich weiter und frage dich: »Was hat dieses negative Gefühl beziehungsweise dieser negativer Gedanke mit mir zu tun?« Atme tief durch und spüre, wie dieser negative Druck oder das Ziehen oder wie immer du es auch empfindest langsam aus deinem Körper weicht. Wenn du die negativen Gefühle spürst, ohne sie zu verdrängen, kannst du erleben, wie vergänglich sie sind und genauso wieder verschwinden, wie sie gekommen sind. Beruhige dein vegetatives Nervensystem, indem du dich bewusst mit Energie auflädst. Atme tief in den Bauch ein, halte die Luft kurz an und lasse sie langsam, ganz langsam wieder ausströmen. Atme doppelt so lange aus wie ein. Praktiziere diese Übung fünfmal und du spürst, wie sich deine Herzfrequenz wieder normalisiert. Viel mehr noch, du bist nicht nur ruhiger, sondern leistungsfähiger, weil du Energie aufgesogen hast.

Negative Emotionen sind ungesund. Vor allem in übermäßiger Intensität und bei allzu häufigem Auftreten. Sie versetzen den Körper in eine erhöhte Stressreaktion. Die Ausschüttung von Stresshormonen wie Cortisol, Adrenalin und Noradrenalin belasten den Organismus, vor allem wenn sie nicht durch Bewegung verarbeitet werden können. Negative Auswirkungen auf das Immunsystem und das Herz-Kreislauf-System sind die Folgen. Der Blutdruck steigt – und damit das Risiko eines Schlaganfalls oder Herzinfarkts.

Was die psychische Gesundheit betrifft, können anhaltende negative Emotionen das Risiko für psychische Gesundheitsprobleme erhöhen, einschließlich Depressionen, Angststörungen und andere psychische Erkrankungen. Die Folge ist die Entwicklung negativer Denkmuster, die die Fähigkeit zur Bewältigung von Herausforderungen beeinträchtigen können. Die Fähigkeit zu Resilienz wird stark vermindert.

Auch soziale Beziehungen leiden unter chronisch negativen Emotionen. Oftmals zieht man sich von anderen zurück und befeuert eine zunehmende Vereinsamung. In Beziehungen entstehen Konflikte und somit Schwierigkeiten, emotionale Unterstützung zu erhalten.

Wichtig ist, einen gesunden Umgang mit Emotionen zu entwickeln und angemessene Bewältigungsstrategien zu nutzen, um negative Auswirkungen auf die Gesundheit zu minimieren.

Ein Beispiel: Frage dich, wie würdest du reagieren?
Du stehst im Supermarkt an der Kasse und hast eigentlich keine Zeit. Ein Kaugummi kauender, Musik hörender Jugendlicher drängelt sich an der kompletten Schlange vorbei an die Kasse, um ein paar Flaschen Alkoholika zu bezahlen. Die Folge ist: Du ärgerst dich. Aber worüber ärgerst du dich?

- Ärgerst du dich über das in deinen Augen ekelhafte Kaugummikauen?
- Ärgerst du dich über das in deinen Augen unmögliche laute Musikhören?
- Ärgerst du dich über den in deinen Augen unmöglichen Alkoholkonsum in diesem Alter?
- Ärgerst du dich über die in deinen Augen schäbige Kleidung des Jugendlichen?
- Ärgerst du dich über das Vordrängeln?

Konzentriere dich. Wo sitzt der Ärger? Im Magen, am Herzen, in der Brust? Beobachte den Ärger, frage dich zuerst: »Was hat das alles mit mir zu tun?« Und im Anschluss sehr bewusst: »Wie gehe ich mit der Situation um?« Konzentriere dich auf das Gefühl, gehe nach innen, kommuniziere mit deinem Unterbewusstsein und geleite dieses Gefühl nach draußen. Atme fünfmal tief ein – jeweils kurz die Luft anhalten und langsam ausatmen. Immer länger ausatmen als einatmen. Am Ende fühlst du dich wohler, wesentlich wohler.

Die Shaolin-Mönche drücken es folgendermaßen aus: »Wenn du aufgebracht bist, tue und sage nichts. Atme langsam ein und aus, und warte, bis dein Geist wieder ruhig und klar ist.«

Der Grund dafür ist einfach. Lassen wir uns zu einem Streit hinreißen, steckt das Potenzial von Streit auch in uns. Wir lassen es zu. Die notwendige Gelassenheit, den Streit nicht in uns hochkommen zu lassen, ist erlernbar. Nach innen gehen und ruhig atmen ist ein erster Schritt. Ein weiterer Schritt ist das Bewusstsein, dass Ärger uns unnötig Energie kostet. Energie, die wir viel sinnvoller nutzen können. Nicht die Situation ist es, die uns ärgert, sondern das, was wir über die Situation denken und wie wir mit ihr umgehen. Uns sollte stets bewusst sein, dass Ärger völlig überflüssig ist und uns selbst am meisten schadet.

7.3 Sorgen und Ängste mit der Spiegelmethode zerschlagen

Eine interessante Methode, Ängste oder Zweifel zu beseitigen, beschreibt der bekannte Gedankenleser Thorsten Havener in seinem Buch »Ich weiß, was du denkst«. Dazu begib dich mittels Meditation in den Alphabewusstseinszustand und beginne zu visualisieren. Stell dir einen großen schwarzen Spiegel mit einem schwarzen Rahmen vor. Sieh nun vor deinem geistigen Auge deine Ängste oder Zweifel darin. Sieh alle deine Sorgen in diesem Spiegel. Nun stell dir vor, wie du diese Szenerie mit einem Hammerschlag zerschlägst. Sieh, wie die Scherben fliegen und – sich auflösen. Nachdem alle Scherben weg sind, beobachte weiter, wie sich dann der schwarze Rahmen auflöst. Diese Visualisierung ist damit abgeschlossen und braucht auch nicht mehr weiter thematisiert zu werden. Zeichne einen gedanklichen Haken mit einem dicken Filzstift daran. Visualisiere die Spiegelsituation erneut, mit allen gewünschten Gedanken, nun jedoch in einem weißen Spiegel. Erkenne darin deine erfüllten Träume, Wünsche und deinen Erfolg. Mit jedem Detail. Fühle dich erleichtert und glücklich, wie nach einem endlich erreichten Ziel. Komm dann wieder ins Hier und Jetzt zurück mit der Gewissheit, alle negativen Emotionen, die dich geplagt haben, verarbeitet zu haben.

7.4 Negative Gedanken visualisieren und mit der Fliegenklatsche zerschlagen

Bist du genervt von Ängsten, die immer mal zwischendurch hochkommen? Versagensängste oder Ängste, dass einem nahen Angehörigen etwas zustößt? Oder die Angst, plötzlich unheilbar krank zu werden? Sobald sich aus unerfindlichen Gründen ein solches Angstbild zeigt, stell dir eine Riesenfliegenklatsche vor. Nimm den negativen Gedanken an, beobachte ihn kurz und haue in Gedanken mit der Fliegenklatsche zu. Stell dir den belastenden Gedanken als Fliege vor, die du gerade mit der Klatsche auf der Windschutzscheibe deines Autos erledigt hast. Sprüh jetzt mit der Scheibenwaschanlage und wische alles mit einem Wisch des Scheibenwischers weg. Mit einem Schlag, oder besser mit einem Wisch, ist das negative Gefühl, der negative Gedanke (zum Beispiel die Angst) weg und du kannst dich wieder den schönen und wesentlichen Dingen des Lebens widmen.

In der Psychotherapie ist die Ablenkungsmethode ein probates Mittel, um aus einem negativen Gefühlszustand herauszukommen. Du kannst auch laut »Stopp!« denken, sobald ein negativer Glaubenssatz sich wieder breitmachen will. Eine Diskussion mit sich selbst gehört ebenso zu diesen effektiven Ablenkungsmanövern. Streite ruhig mit dir und widersprich aufkommenden Glaubenssätzen. Das Gehirn kann nicht mehrere Dinge gleichzeitig tun. Tausche mit einem akzentuierten Schlag ein negatives Motto durch ein positives.

7.5 Formel-eins-Reflex als Drucklöser

Der Sportmediziner Michael Spitzbart (2000) beschreibt den Formel-eins-Re-flex. In Stresssituationen wird häufig instinktiv die Luft angehalten und die Schultern werden angehoben. Die Stresshormone Adrenalin und Noradrena-lin steigen während dieses Betabewusstseinszustandes an, wir regen uns auf, der Blutdruck steigt, wir atmen ein, ziehen die Schultern hoch und – bleiben sitzen. Im Gegensatz zu unseren Vorfahren in der Steinzeit. Die hielten zwar bei Gefahr (hier: Stress) auch die Luft an, rannten dann aber so schnell sie konnten weg. Wenn wir heute mit dem Auto im Stau stehen, haben wir das gleiche Prinzip, nur im passiven Modus: Ärger kommt hoch, wir regen uns auf – Stresshormone und Blutdruck steigen an, wir ziehen die Schultern hoch, die Nackenmuskulatur verspannt – und bleiben sitzen, müssen sitzen bleiben. Von Abbau der Stresshormone kann keine Rede sein. Der Formel-eins-Reflex sieht vor, bewusst lange und langsam auszuatmen und dabei die Schulter nach unten zu ziehen. So wie es die Formel-eins-Fahrer während des Rennens tun, wenn sie mit dreihundert Stundenkilometern überholen. Zieh also bei Stress die Schultern nach unten und atme bewusst lange aus. So wird die Nackenmuskulatur weiter durchblutet, die Blutgefäße nicht abgedrückt und der Sauerstoff kann weiter fließen.

7.6 Weg mit dem Affengeschnatter der inneren Dialoge

»Affengeschnatter« nennen die Inder diesen permanenten inneren Dialog. Du kennst das, wenn du abends im Bett liegst und nicht einschlafen kannst, weil du die negativen Gedanken des abgelaufenen Tages wiederkäust. Dieser ständige innere Dialog regt einen auf, einmal abgesehen davon, dass man nicht einschlafen kann.

Michael Spitzbart empfiehlt, seinen Fokus in dem Moment auf etwas anderes zu richten. Auf etwas völlig Unsinniges. Kreiere ein neues, unbekanntes und unsinniges Wort, zum Beispiel »Aswen«, und richte deine Aufmerksamkeit auf dieses Wort. Wiederhole. Immer wieder. Irgendwann hast du dich, ähnlich wie man es mit Kindern macht, in den Schlaf gesungen. So stoppst du deinen inneren Dialog mit monotoner Wiederholung, vergleichbar mit der Gebetsmühle der Tibetaner. Auch hier ist die Wiederholung das Entscheidende, vergleichbar mit einem Trainingseffekt. Zuerst brauchen wir vielleicht zehn bis fünfzehn Minuten. Mit zunehmendem Training wirst du immer versierter und schaffst das Abstellen des inneren Dialoges bald innerhalb von Sekunden.

7.7 Mit Hypnose das Unterbewusstsein auf Gesundheit programmieren (lassen)

Hypnose ist eine Maßnahme, um weit ins Unterbewusstsein vorzudringen. Keine andere Methode kann so tief gehen. Die Festplatte wird nicht gelöscht, sie wird gereinigt. So verhält es sich bei allen Blockaden. Sie fallen in die Tiefe des inneren Universums und sind kaum noch aufzuspüren. Aber sie sind definitiv noch vorhanden. Die Lösung von Blockaden ist für das Leben wie die freie Fahrt auf der Autobahn nach einem langedauernden Stau oder wie ein Bach, der vorher gestaut war und nun wieder frei – ohne Störungen – fließen kann. Nur so kann der Fluss des Lebens, der Flow-Zustand, wieder hergestellt werden.

Die Shaolin-Mönche sprechen vom »Prinzip der Gelassenheit«. Fluss des Lebens heißt demnach auch, mit Gelassenheit den Fokus auf die schönen Seiten des Lebens zu richten. Sieh dich selbst als Glückspilz – nicht als Unglücksrabe. Spiele mit Gelassenheit in deinem Leben die Rolle des Glückspilzes, mit Überzeugung, immer wieder, mit positiven Bildern und einem Lächeln auf den Lippen. So kann dein Mindset, auch mithilfe hypnotischer Möglichkeiten, auf Gesundheit programmiert werden.

Hypnose kann bei einigen gesundheitlichen Einschränkungen angewandt werden. Verbreitet ist der Einsatz beim Schmerzmanagement. Hypnose kann die Schmerzkontrolle und -linderung fördern. In verschiedenen Studien wurde gezeigt, dass Hypnose dazu beitragen kann, Schmerzen zu reduzieren, insbesondere bei chronischen Schmerzstörungen wie Migräne, Fibromyalgie und Rückenschmerzen.

Aber auch in der Bewältigung psychischer Belastungen wie Angst- und Stressstörungen wird Hypnose eingesetzt. Dafür sorgt der tiefe Entspannungszustand mit dem direkten Kontakt zum Unterbewusstsein. Dazu gehören auch das Gewichtsmanagement und Essstörungen: Im hypnotischen Zustand werden die Veränderung von Essgewohnheiten und das Erreichen eines gesunden Gewichts unterstützt. Das Verlangen nach bestimmten Nahrungsmitteln soll dabei reduziert und gesündere Essgewohnheiten sollen gefördert werden.

Eher bekannt ist die Hypnose bei der Raucherentwöhnung. Das Verlangen nach Nikotin wird im hypnotischen Zustand reduziert und das positive Gefühl, rauchfrei zu sein, deutlich verstärkt. Aber auch bei Schlafstörungen und zur Verbesserung der mentalen Gesundheit wird Hypnose angewendet.

Wichtig ist, zu beachten, dass die Wirksamkeit von Hypnose von Person zu Person differenziert und dass sie nicht als alleinige Behandlung für schwerwiegende Gesundheitsprobleme empfohlen werden kann. Hypnose sollte immer von qualifizierten Fachleuten, wie lizenzierten Hypnotherapeuten, durchgeführt werden. Sie basiert auf der Idee, dass durch den Kontakt mit dem Unbewussten der Geist beeinflusst werden kann, um Veränderungen im Verhalten, Denken und in der Wahrnehmung zu bewirken. Entscheidend sind die Öffnung des Klienten und realistische Erwartungen. Hypnose kann nur als Teil eines umfassenderen Ansatzes zur Gesundheitsförderung betrachtet werden.

7.8 Mit mentaler Subtraktion Dankbarkeit empfinden

Wie können wir uns gegen die ewigen Mauler, Meckerer, Moserer, Miesepeter, Reichsbedenkenträger und Berufspessimisten wehren, die einem mit ihrem negativen Weltbild nicht nur auf die Nerven gehen, sondern uns auch herunterziehen? Im besten Falle fernhalten. Der US-amerikanische Autor Jim Rohn (1996) wurde bekannt durch seine Theorie, dass wir »der Durchschnitt der fünf Menschen sind, mit denen wir am häufigsten zusammen sind, mit denen wir am meisten Zeit verbringen«. Und da ist auch etwas Wahres dran. Wiederholt beobachtete und erlebte pessimistische Einstellungen anderer können unter Umständen gefährlich abfärben. Am besten ist, dass wir einen Bogen um die Menschen machen, die uns ein schlechtes Gefühl geben und uns negativ beeinflussen. Wir haben schließlich die Wahl. Zumindest die Zeit zu verringern, in der man als seelischer Mülleimer missbraucht wird, wäre eine erste Maßnahme. Und hüte dich davor, den Menschen, die von einem negativen Weltbild geprägt sind, von einer Krankheit zu erzählen, die du zu verarbeiten hast. In einem solchen Falle sieh dich um, wer dich wirklich unterstützt und wem es eine Herzensangelegenheit ist, dass es dir schnell wieder besser geht. Suche Energiespender und meide Energiesauger. Du brauchst jede mentale und physische Kraft, um wieder gesund zu werden.

Solchen Schwarzmalern geht es selten wirklich schlecht. Die Kraft, etwas an ihrer miesen Situation zu ändern, haben sie nicht oder wollen sie nicht haben. Das kommt natürlich ganz darauf an, ob der Wunsch zur Veränderung überhaupt vorhanden ist.

Wenn wir es mit dieser Spezies tun haben, der es, äußerlich betrachtet, eigentlich blendend gehen müsste, die alles besitzt, was ein Mensch zum Glücklichsein braucht: Lieblingsmenschen, Geborgenheit, schöne Freizeiterlebnisse, einen großartigen Job, und die vor Gesundheit nur so strotzt, kommt die mentale Subtraktion ins Spiel.

Im Grunde ist es ein Training der Dankbarkeit. Für das dankbar zu sein, was man im Leben alles an Fülle hat. Der Prozess des Minus-Rechnens lässt zunächst die drei Dinge ermitteln, die einem im Leben am wichtigsten sind, die man am meisten wertschätzt und liebt. Das können die eigenen Kinder sein, der Partner, ein Hobby oder sogar das Auto. Im zweiten Schritt lässt man diese drei geliebten Dinge oder Personen im Alphabewusstseinszustand, zum Beispiel im Rahmen einer Meditation, einfach verschwinden. Im Anschluss fühlt man nochmals nach, wie das Befinden ist und ob nun ein Prozess der Dankbarkeit eingeleitet werden kann. Falls sich nichts ändert, geht man noch einen Schritt weiter und stellt sich im entspannten Zustand vor, man hätte diese drei wertvollen Lebensinhalte nie mehr, als wären sie ausgelöscht oder sogar tot. Man subtrahiert förmlich Schritt für Schritt die positiven Gegebenheiten des Lebens, bis der Aspekt der Dankbarkeit immer sichtbarer wird.

Wir sollten uns davon verabschieden, Gesundheit als selbstverständlich anzusehen. Spätestens wenn wir, mit ernsthaften Krankheiten oder Gesundheitsproblemen konfrontiert werden, beginnen wir Gesundheit wertzuschätzen. Das Prinzip der Dankbarkeit für unsere Gesundheit erinnert uns daran, dass wir einen Zustand genießen, den andere vielleicht nicht in dem Maße haben und der uns ermöglicht, ein erfülltes, aktives Leben mit den besten Prognosen zu führen.

8.
Harmonie und Balance als Schlüssel zu mehr Wohlbefinden

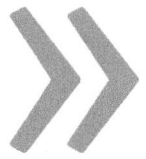

Es gibt so viele Wege zum Glück. Einer davon ist aufhören zu jammern!

Albert Einstein (1879–1955), theoretischer Physiker

Sind wir in einem Zustand, in dem wir sowohl emotional als auch physisch im Gleichgewicht stehen und ein Gefühl des Wohlbefindens und der Zufriedenheit empfinden, erlebt uns die Außenwelt als ausgeglichen. Wir sind in der Balance. Dieser Zustand kann sich positiv auf die physische Gesundheit auswirken. Emotional neigen glückliche Menschen dazu, weniger Stress und negative Emotionen zu erleben. Eine emotionale Ausgeglichenheit trägt dazu bei, das Risiko von psychischen Erkrankungen wie Depressionen und Angstzuständen zu reduzieren. Positive Emotionen und Zufriedenheit stärken das Immunsystem und laden zu einem gesünderen Lebensstil ein. Wer ausgeglichen ist, hat mehr Lust, sich regelmäßig zu bewegen, sich gesund zu ernähren und soziale Beziehungen zu pflegen. Außerdem wird Stress besser abgebaut und damit die bekannten negativen Begleiterscheinungen wie Schlafstörungen und Herz-Kreislauf-Erkrankungen. Nicht zuletzt zeichnen sich Menschen, die sich in der Balance befinden, durch eine gut ausgeprägte Resilienz aus. Sie können kaum durch negative äußere Umstände, wie eine plötzlich entdeckte Erkrankung oder ein schwerer Unfall, erschüttert werden, sondern sind von einem guten Ausgang vollkommen überzeugt.

Wer die richtige Mischung aus emotionaler, sozialer und physischer Gesundheit gefunden hat, ist von einem erfüllten und gesunden Leben nicht weit entfernt. Diese Menschen sind geprägt von einer außerordentlich positiven Lebenseinstellung.

Was ist aber mit der Spezies, die ihre negative Haltung pflegt, pessimistisch und mit sich selbst unzufrieden ist? Könnte man behaupten, dass eine solch negative Einstellung gesundheitsschädliche Ereignisse wie Krankheiten, Infektionen und Unfälle eher anzieht?

Das Gesetz der Resonanz

Nach dem Gesetz der Resonanz können unsere Gedanken und Einstellungen unsere Realität beeinflussen, einschließlich unserer Gesundheit. Wissenschaftlich fundierte Beweise und Fakten gibt es leider nicht. Daher wird es in der medizinischen und psychologischen Forschung kontrovers diskutiert. Das

Gesetz der Anziehung besagt, dass unsere Gedanken, Emotionen und Einstellungen Energie ausstrahlen, die wiederum ähnliche Energien anziehen. Mit anderen Worten, das, worauf wir unsere Aufmerksamkeit und unsere Gedanken richten, wird in unser Leben gezogen. Legen wir unseren Fokus auf das Negative, wird das Negative angezogen, konzentrieren sich unsere Gedanken auf das Positive, ziehen wir positive Ereignisse an. Unsere Gedanken beeinflussen unsere Realität, oder wie es Buddha vor über zweitausend Jahren bereits ausdrückte: »Alles, was wir sind, ist ein Resultat dessen, was wir gedacht haben. Unsere Existenz gründet sich auf unsere Gedanken.«

Wird man sich der Wirkung des Resonanz-Prinzips bewusst, kann es als Vehikel zur Förderung positiver Denkweisen und vor allem zur Stärkung des Selbstbewusstseins dienen. Die Motivation, fokussierter auf unsere Gedanken und Emotionen zu achten und somit eine optimistischere Sichtweise zu entwickeln, wird gefördert. Das Gleiche gilt für die Bereitschaft, einen gesunden Lebensstil zu hegen und zu pflegen.

Ein wesentlicher Aspekt ist dabei der Glaube, den wir, das haben wir bereits gelernt, durch Wiederholungen, intensiv erfahrene Gefühle, strahlende Bilder und gelebte Affirmationen aufbauen und manifestieren können. Wir kennen das Phänomen auch als sich selbst erfüllende Prophezeiung. Sagt man etwas über sich selbst voraus, tritt es durch das bewusste oder unbewusste Handeln letztlich auch ein. Oder anders gesagt: Wir erfüllen unsere eigene Prophezeiung. Warum? Weil wir daran glauben. Der Hypochonder glaubt fest an eine Erkrankung, auch wenn sie vielleicht gar nicht vorhanden ist.

Wie bereits erwähnt (Seite 145) prägte Williams James das Statement »Tue so, als ob du eine bestimmte Eigenschaft, die du dir erwünschst, bereits besitzt - und du hast sie.« Bereits zweihundert Jahre vor James war diese These auch schon bekannt. François de la Rochefoucauld, ein französischer Moralist und Schriftsteller, konstatierte: »Um es in der Welt zu etwas zu bringen, muss man so tun, als habe man es zu etwas gebracht.«

James entwickelte den Begriff »healthy mindedness« (gesunde Gesinnung), der für ihn die Fähigkeit, Glück und Selbstvertrauen zu empfinden, erst ermöglicht.

Mit einer solchen Einstellung werden das Mindset, die Körperhaltung und das Verhalten komplett auf die gewünschte Zielvorstellung ausgerichtet. In Bezug auf unsere Gesundheit stellt sich die Frage: Könnte man also einfach so tun, als wäre man gesund und vital, und dann ist man es?

Sir Francis Galton, ein Vetter von Charles Darwin und Entdecker des individuellen Fingerabdrucks, machte eines Tages ein Experiment, das später als »Francis Galtons Famous Walk« in die Geschichte ging. Er stellte sich fest vor, er sei der meist verhasste Mensch Englands. Mit dieser Einstellung und dem Glauben an diese Vorstellung trat er nun seinen allmorgendlichen Spaziergang an. Es dauerte nicht lange, bis ihm schon einige Passanten Schimpfworte zuriefen, andere rempelten ihn an. Schließlich wurde er sogar von einem Pferd getreten und ging zu Boden. Anstatt ihm aufzuhelfen, ergriffen die umherstehenden Menschen Partei für das Pferd.

Francis Galtons Experiment wird auch als der Pygmalion-Effekt bezeichnet. Pygmalion ist eine Figur aus Ovids »Metamorphosen«. Pygmalion wird dort als Bildhauer beschrieben, der eine weibliche Figur modellierte. Nachdem sein Werk vollendet war, verliebte er sich unsterblich in seine Figur. Er gab ihr den Namen Galatea. Seine Liebe wurde immer stärker und weil Venus, Göttin der Liebe und Schönheit, Mitleid mit dem liebeskranken Pygmalion hatte, erweckte sie seine Galatea zum Leben. (Schuster 2019)

Die Botschaft, die dahintersteckt, ist eindeutig. Wenn die Gedanken, die wir Tag für Tag denken, häufig genug erscheinen, werden sie Wirklichkeit.

Aus Galtons »Famous Walk« können wir wenigstens zwei Lehren ziehen. Der Mensch ist das, was er denkt. Jeder Verhaltensänderung muss eine Änderung des Denkens vorausgehen. Jedoch funktioniert dies nicht ohne emotionale

Beteiligung. Die emotionale Ebene ist entscheidend. Es ist nicht notwendig, der Umwelt seine innere Einstellung durch Worte und Erklärungen mitzuteilen, die Menschen spüren das über das kollektive Unterbewusstsein auch so. Lediglich sieben Prozent unserer Botschaften werden über die Sprache empfangen, die wahre Kommunikation erfolgt über den Ausdruck unserer Stimme und unserer Körperhaltung. Durch sie vermitteln wir unbewusst unsere innere Lebenseinstellung.

Betrachten wir wieder gesundheitlich Belange, drängen sich auch hier Fragen auf. Was wäre, wenn wir unsere Einstellung auf Gesundheit fokussieren? Wenn unsere Körperhaltung, unsere Stimme und unser Verhalten dem direkten und indirekten Umfeld zu jeder Tages- und Nachtzeit signalisieren: Ich bin gesund.

Jammerfasten

Ein erster Schritt in die richtige Richtung wäre das Vermeiden von Jammern. Ständiges Jammern über die Verwandtschaft, die politische Weltlage, über die Entwicklung des deutschen Fußballs, über die Preise, den Klimawandel und über das eigene Befinden hat eine verheerende Außenwirkung. Wer positiv kommuniziert, erzeugt positive Antworten. Das Gespräch macht Spaß. Wer indes negative Gedanken wälzt und verbreitet, fühlt sich nicht nur schlecht, sondern verbreitet in seinem Umfeld eine negative Stimmung.

Allein die Frage »Wie geht es dir?« wird im deutschen Sprachraum als Startschuss für jede Art von Jammern genutzt. Im Englischen heißt es »How are you?« und ist mit einem eindeutigen »Fine, thanks« final beantwortet. In den DACH-Regionen von Deutschland, Österreich und der Schweiz heißt es bedeutungsschwanger »muss«, »geht scho« oder »passt scho« als Einleitung zum Vortrag, wie schlecht doch die Welt im Allgemeinen und wie mies das Befinden im Speziellen ist.

»Jammern ist ungesund und Humor ist gesund. Das ist neurowissenschaftlich belegt«, sagt der Verhaltensneurologe Professor Thierry Ettlin (2016).

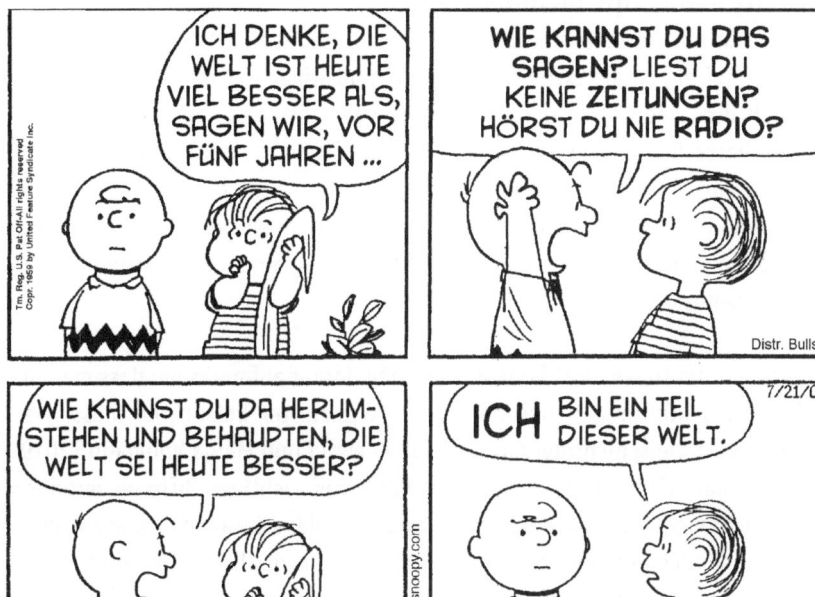

Peanuts, © www.kipkacomic.com

Charles M. Schultz, Autor und Zeichner der »Peanuts«, hat Linus, den Freund von Charly Brown, als Verfechter einer optimistischen Lebenshaltung dieses Statement äußern lassen. Linus stellt sich bewusst Charly entgegen, der als Verlierer und ständiger Pechvogel eine pessimistische Weltanschauung hegt.

Mach es wie Linus. Sei ein Teil dieser Welt, die du ein Stück weit besser machen kannst. Praktiziere Jammerfasten und sende positive Botschaften an die Welt dort draußen. Zum Wohle deiner Gesundheit und der Laune deines Umfeldes.

Grenzen des Optimismus

Alles nur mit der rosaroten Brille zu sehen und die Augen vor der Realität zu verschließen, ist die Extremvariante einer positiven Einstellung und äußerst gefährlich. Jede Krise und Erkrankung sollte als eine mehr oder weniger ernsthafte Bedrohung angesehen werden und in vertraulicher Zusammenarbeit mit Ärzten, Pflegepersonal und Therapeuten mit vertrauensvoller Planung angegangen werden. Ganz nach dem Motto: erst annehmen, dann gesunden und heilen, auch mit der Unterstützung einer ordentlichen Portion Optimismus.

Forscher der Universität Konstanz machen darauf aufmerksam, dass man die Gleichung »Optimus = Gesundheit« differenzierter betrachten muss, weil der Aspekt vielschichtiger ist. Christel Salewski und Manja Vollmann (2019) weisen darauf hin, dass »erstens eine Reihe von wichtigen Differenzierungen außer Acht gelassen werden, ohne die das komplexe Zusammenspiel zwischen der Persönlichkeit eines Menschen und seiner Gesundheit nicht verständlich ist, ignoriert zweitens Befunde, die zeigen, dass Optimismus eine durchaus zwiespältige Wirkung im Kontext von Gesundheit und Krankheit haben kann, und suggeriert drittens eine eindeutigere Befundlage als sie zurzeit besteht«. Die beiden Forscherinnen beziehen sich dabei auch auf »positive Illusionen und einen unrealistischen Optimismus« als Differenzierungsmerkmale. Menschen mit positiven Illusionen neigen demnach dazu, sich im »Vergleich zu anderen mehr günstige Eigenschaften und mehr Kompetenzen zuzuschreiben sowie sich selbst in einem positiveren Licht zu sehen, als andere dies tun«. Sie hegen positive Illusionen in Bezug auf die Kontrollierbarkeit von Ereignissen, indem sie das Ausmaß an persönlicher Kontrolle systematisch überschätzen. Dabei selbst zufallsbedingten Ereignissen ein gewisses Maß an Kontrollierbarkeit zugeschrieben.

Solchen unbelehrbaren, Richtung Narzissmus driftenden Menschen und Patienten scheint eine gesunde Balance sowie eine realistische Selbsteinschätzung zu fehlen, die sich nicht wirklich positiv auf einen Gesundungsprozess auswirken. Die Forscherinnen beschreiben den Zusammenhang einer positiven Lebenseinstellung und der Gesundheit mit unterschiedlichsten Mechanismen die die Kraft von Optimismus mit Gesundheit verbinden.

Wirkungsweg Nummer eins sind die physiologischen Reaktionen. Optimismus geht mit einer höheren Resilienz gegenüber Stresssituationen einher. Das zeigen messbar ein niedrigerer Blutdruck und eine geringere Ausschüttung von Stresshormonen gegenüber den Reaktionen von Pessimisten. Zudem werden »bedeutsame positive Zusammenhänge« zwischen Optimismus und der Leistungsfähigkeit des Immunsystems beschrieben.

Wirkungsweg Nummer zwei ist die Situationswahrnehmung und -bewertung. Es finden sich deutliche Zusammenhänge zwischen Optimismus und kognitiven Strategien, um mit Stresssituationen, wie zum Beispiel der Nachricht über eine schwere Erkrankung, wirkungsvoll umzugehen. Optimisten greifen zu Möglichkeiten wie der positiven Uminterpretation bestimmter stressrelevanter Situationen, dem Finden von Sinn und positiven Aspekten in einem kritischen Lebensereignis und wenden Humor an. Zudem wird die eigene Kompetenz realistischer bewertet und die Kontrollierbarkeit von belastenden Situationen wird besser eingeschätzt.

Der dritte Wirkungsweg sind die gewohnheitsmäßigen Verhaltensweisen. Menschen mit einer positiven Haltung sind eher bereit, gesunde Lebensstile langfristig umzusetzen, womit Pessimisten grundsätzlich Schwierigkeiten haben. Sich an gesunde Ernährung, regelmäßige Bewegung und Stressbewältigungsmaßnahmen zu gewöhnen, fällt ihnen deutlich leichter.

Der vierte Wirkungspfad schließlich ist der Erhalt sozialer Unterstützung. Verschiedene Studien zeigen, dass Optimismus mit einer höheren sozialen Akzeptanz und einem größeren sozialen Netzwerk einhergeht, was sich direkt positiv auf die Gesundheit auswirkt.

Diese Wirkungswege belegen den direkten Zusammenhang eines positiven Mindsets mit dem gesundheitlichen Wohlbefinden. Wohlgemerkt, die Individualität macht den Unterschied. Wenn jemand Druck aufbaut und im Zuge eines Heilungsprozesses seine Ziele gefährdet sieht, er in seiner Beharrlichkeit empfindlich gestört wird, erlebt er dies als stark belastende Stresssituation. Im Rahmen eines solchen Konfliktes werden, zumindest kurzfristig, negativere Immunparameter gemessen als bei pessimistischen Personen. Überproportional ausgeprägte Optimisten zeichnen sich mitunter auch durch eine geringere Bereitschaft aus, sich mit unangenehmen gesundheitsbezogenen Informationen auseinanderzusetzen, was durch mögliche systematische Wahrnehmungsverzerrungen erklärt werden kann. Sie wollen es nicht wahrhaben. Die Balance fehlt.

Das Konstanzer Forscherteam warnt »vor einer nicht gerechtfertigten Übergeneralisierung, dass Optimismus immer gesundheitsförderlich ist und dass ein stetes Arbeiten an der eigenen positiven Haltung der Welt gegenüber der Königsweg zu Glück und Gesundheit ist«. Sie betonen aber gleichzeitig: »Optimismus ist in vielen Situationen eine wertvolle persönliche Ressource, die es ermöglicht, angenehmer und unbeschwerter zu leben als ein Mensch mit einer negativen Lebenseinstellung«.

Dem stehen zahlreiche Forschungsergebnisse über den Zusammenhang einer optimistischen Lebenseinstellung und Gesundheit gegenüber. So stellte eine niederländische Studie über einen Zeitraum von neun Jahren fest, dass ein positives Mindset die Sterblichkeit reduzieren kann. Laut dem Glücksforscher Martin Seligman hängt dies mit den unterschiedlichen Erwartungen von Optimisten und Pessimisten zusammen. Wie dauerhaft, umfassend und persönlich sie positive und negative Ereignisse für sich verbuchen. Pessimisten, so Seligman (1991), begreifen Negativerlebnisse als dauerhaft (es wird immer so schlimm bleiben), umfassend (es geht alles den Bach runter) und persönlich (es ist meine Schuld). Bei Optimisten ist es demnach genau umgekehrt. Sie prognostizieren zuversichtlich, generalisieren nicht und nehmen Krankheit auch nicht persönlich.

Die Harvard-Psychologin Laura Kubzansky (2019) untersuchte eintausenddreihundert Männer über einen Zeitraum von zehn Jahren. Ihr Ergebnis war, dass Optimisten nur halb so oft Herzerkrankungen erleiden müssen. Positivität und Wohlergehen wirken sich demnach schützend auf das Herz aus.

Martin Seligman (2009) forschte mit hochaltrigen Nonnen und veröffentlichte eindrucksvolle Ergebnisse. Neunzig Prozent der untersuchten Nonnen, die besonders freudvoll gestimmt waren, lebten mit vierundachtzig Jahren noch immer. Von den freudlosen Klosterbewohnerinnen erreichten nur vierunddreißig Prozent dieses Alter. Vierundfünfzig Prozent der optimistisch gestimmten Nonnen wurden sogar noch zehn Jahre älter. Wogegen nur elf Prozent der Pessimistinnen die Vollendung des vierundneunzigsten Geburtstages erlebten.

Und das US-amerikanische National Cancer Institute (2014) hat nachgewiesen, dass Frauen mit einer positiven Lebenseinstellung eine Krebserkrankung signifikant länger überleben.

Was mehr überzeugt als trockene Zahlen, die nüchtern und emotionslos von Forschenden überbracht werden, sind Erlebnisberichte von Betroffenen. Die Leidens- und Heilungsgeschichte meiner lieben Kollegin Angelika Steiger-Cöslin zeigt, wie es funktionieren kann, mit einer optimistischen Grundhaltung, mit wiederholter mentaler Arbeit und mit einer starken, aber ebenso entspannten Disziplin und einem unerschütterlichen Willen wieder völlig gesund und vital zu werden. Sie beschreibt im nächsten Kapitel eindrucksvoll, wie sie sich selbstständig aus den Fängen einer chronischen Erkrankung gelöst hat und gegen alle äußeren und inneren Widerstände und hoffnungslosen Prognosen autoritärer Schulmediziner einen erfolgreichen Kampf bis zur völligen Heilung geführt hat.

9.
Wie Angelika Steiger-Cöslin den Kampf gegen den Krebs gewann – ein Erfahrungsbericht

Angelika Steiger-Cöslin bekommt die niederschmetternde Diagnose »Brustkrebs«. Mit mentaler Kraft bekämpft sie die Krankheit, entgegen den Prognosen der Schulmedizin.

9.1 Meine Geschichte: Mit dem Vorschlaghammer zum Glück

25. Juli 2022 : Tag 1 – Aufbruch in mein neues Leben

Zehn Uhr zwanzig, mein Mobiltelefon klingelt, die Nummer sagt mir spontan nichts. Ich gehe trotzdem ran. »Guten Tag Frau Steiger-Cöslin, hier ist Frauenarztpraxis Dr. Bauberg, Frau Doktor müsste mit Ihnen heute um zwölf Uhr vierzig persönlich sprechen, könnten Sie bitte vorbeikommen?«

Oha, denke ich, nicht gut, der Befund ist da. Die Arzthelferin versucht, neutral zu bleiben, aber ich merke sofort, der Befund ist nicht positiv. Sonst wird man nicht zum persönlichen Gespräch zum Arzt zitiert. »Alles klar«, höre ich mich wie ferngesteuert sagen, »bis gleich«. Und nun sitze ich auf dem Stuhl vor ihrem Schreibtisch. Frau Dr. Bauberg schaut nach unten, sie sieht mir nicht in die Augen, als sie das Fax in die Hand nimmt. Mir ist sofort klar, dass es ihr überaus unangenehm ist, was sie nun sagen muss. Sie räuspert sich und sagt dann mit leiser Stimme: »Es tut mir leid, aber ich habe leider keine gute Nachricht für Sie.« Klar ist, heute geht es nicht um das berühmte Foto, das man bekommt, um eine Runde weiter im Model Contest zu kommen, es geht um das Ergebnis einer Biopsie der Brust. Es geht um mein Leben!

»Der Befund ist da und es sieht nicht gut aus. Sie haben Brustkrebs. Bösartig, schnell wachsend, sehr aggressiv.« Pause – wie im Krimi, denke ich, und sage erst mal nichts. War eh klar, da muss man nicht geschockt sein. Nach gefühlt fünf Minuten Schweigen schaut sie mir in die Augen. Ihr Blick ist traurig, man merkt, sie mag diese Art von Nachrichten nicht, ist auch nicht wirklich geübt darin. Ich sitze völlig gefasst da, denn bereits direkt nach der Mammografie wurde eine Biopsie gemacht, da war klar, dass da etwas ist, was da nicht sein sollte. O-Ton der netten Ärztin in der Uniklinik: »Normal ist das nicht und auch leider kein Bluterguss, sieht schon danach aus, als wäre da was Auffälliges, nicht so Schönes. Aber genau wissen wir es erst mit dem Bericht aus der Pathologie, ich drück Ihnen die Daumen. Wir schicken dann den Befund direkt an Frau Dr. Bauberg, der wird sicher morgen schon da sein«, sagt sie zu mir mit einem freundlichen, warmen Lächeln, drückt mir fest die Hand und schickt mich nach Hause.

Ich erzähle ihr, dass mein Hund Bobby mir vor einigen Monaten mit freudigem Hundejuhee und Vollkaracho auf die Brust gesprungen war, als ich auf dem Sofa lag. Es war ein höllischer Schmerz und danach wurde die Stelle blau und dick. Das Blau ging weg, aber es schwoll nicht mehr ab. Und im Grunde ist es mir schon lange bewusst, dass ich wohl besser ärztlich abklären lassen sollte, was da los ist. Aber eine Superwoman haut nichts um, das vergeht schon wieder von allein ...

Ein Bluterguss wäre zwar einfacher gewesen, aber definitiv wäre er mir nicht dienlich gewesen auf meinem Weg zu mir. Das weiß ich heute. Und klar war mir zu dem Zeitpunkt auch, dass das Leben, das ich in den letzten Jahren, speziell in den letzten Monaten, geführt hatte, nicht gesund sein kann. (Mehr dazu später.) Aber ehrlich, wer rechnet schon mit Brustkrebs? Ich sagte noch vor gut einem Jahr zu meinem Mann: »Krebs bekomme ich sicher nie, Krebs ist ein Mindset-Thema, viele Menschen, die sich kaum um sich kümmern und nur für andere da sind, nicht wirklich das tun, was ihnen guttut, kriegen Krebs. Die nicht glücklich sind und zu viel in der Trauer sind, sind betroffen, das passiert mir sicher nie. Dafür bin ich zu klar und zu positiv.«

Dass es die Sorte Mensch am meisten trifft, davon bin ich auch heute noch überzeugt! Und je mehr ich über Krebs weiß, umso mehr weiß ich, dass meine These stimmt. Dass ich aber trotz meiner Willenskraft und meiner positiven Art nie betroffen sein würde, hat sich nicht bewahrheitet. Ein Learning, das ich sicher so schnell nicht vergessen werde.

Stille und Schweigen auf beiden Seiten: Gefühlte Ewigkeit. Ich schau sie an und sage dann schließlich: »Und was raten Sie mir nun?«

»Die heutigen Chemotherapien sind wirklich sehr gut und schlagen sehr gut an, die meisten Frauen werden schnell gesund. Ich mache mir da keine Sorgen bei Ihnen, das wird alles gut werden. Aber Sie haben nun eine nicht so schöne Zeit vor sich, viele Untersuchungen und die Chemo hat natürlich auch Nebenwirkungen, aber das wird Ihnen alles Professor Randoll von der Uniklinik erzählen. Ich habe schon um einen eiligen Termin für Sie gebeten. Haben Sie noch Fragen?«, erwidert Frau Dr. Bauberg.

»Ich werde definitiv keine Chemotherapie machen, gibt es Alternativen?«, frage ich ruhig und gefasst. Sie schaut mich völlig entsetzt an: »Es gibt keine Alternativen, die verlässlich sind, bitte machen Sie eine Chemo, alle Frauen, die ich kenne, die sich für einen alternativen Weg entschieden haben, leben heute nicht mehr. Und glauben Sie mir, Sie müssen schnell etwas tun. Ihr Krebs ist von der schlimmeren Sorte. Und bei der Größe kann es schnell metastasieren. Da ist Eile geboten. Es ist wirklich gefährlich. Nichtstun wäre fatal!«

Ich sage noch mal klar und deutlich: »Chemo? Ich? – Niemals.« Ich verabschiede mich dann mit dem Befund auf rosa Papier in der Hand (vermutlich das Papier für die Nachricht: Sie bekommen ein Mädchen, die Farbe fühlte sich nicht wirklich passend zu dem Text darauf an) und fahre nach Hause. Rufe umgehend meinen Mann an, der schon sehnsüchtig auf den Anruf wartet, und sage ohne Hallo sofort: »Bösartig, schnell wachsend.«

Ich höre das Schlucken auf der anderen Seite der Leitung »Und nun?«, fragt mich Sven.

»Nichts und nun, ich muss nun einige Untersuchungen machen und dann gucken, welche Therapie ich machen werde. Mach dir keine Sorgen, ich sterbe noch lange nicht und definitiv nicht an Brustkrebs.« Manchmal sind mir meine Klarheit und Resilienz schon suspekt, sie kommen einfach so aus mir und sie fühlen sich immer gut an. Wie ein unsichtbarer Halt, der mich leitet, mich mutig macht und schützt. Gerade wenn es schwierig wird, bin ich ruhig, gefasst und glasklar (siehe Seite 193, Aufgabe 1).

Und ich sage das nicht, um ihn zu beruhigen, sondern weil es mir wirklich klar ist. Ich gehe meinen eigenen Weg zum Ziel. Mein Aufbruch zur Heilung. Notfalls auch against all odds. Mehr denn jemals zuvor weiß ich, ich muss in dieser Brustkrebssache ganz allein für mich entscheiden und vor allem herausfinden, was das Lerngeschenk dahinter ist. Denn mehr als logisch ist für mich, dass dieser Befund mein Leben umkrempeln wird, zum Guten und zur Heilung. Wie, weiß ich noch nicht, aber dass er das tun wird, das ist jetzt schon klar.

Aufbruch ins Ungewisse mit absoluter Klarheit

Untersuchungen hier, da und dort und spannende Gespräche mit diversen Ärzten folgen in den Tagen nach meinem Gespräch mit meiner Ärztin. Man merkt, dass man damit in der Uniklinik täglich zu tun hat. Man ist eine Nummer mit Befund xyz und da folgt eben ein Standardprotokoll.

Dr. Schneider, ein junger Arzt, hat die dankbare Aufgabe, mir, der Krebspatientin, klarzumachen, dass sie nun in den kommenden Wochen ihren Körper zur Behandlung anhand einer Leitlinie zur Verfügung stellen muss. Es scheint, als wolle er cool und witzig sein: »Sie haben einen nicht so netten Krebs, da müssen wir volle Kanne draufhauen. Ich erkläre Ihnen kurz mal die Giftkeule, die wir dann in Sie reindonnern.«

»Spannend, Ihre Wortwahl: Giftkeule in mich reindonnern?«, erwidere ich staunend. Er lacht dann und sagt: »Entschuldigen Sie die flapsigen Worte, aber ehrlich gesagt ist es eben faktisch eine Giftkeule, ein Mix verschiedener Zellgifte, die Sie bekommen werden.«

»Ich soll also eine Giftkeule in mich reindonnern lassen, damit mein Körper gesund wird, hm, irgendwie klingt das nicht logisch für mich. Was ist denn mit den Nebenwirkungen?«

»Ja genau, da gibt es natürlich jede Menge.« Er zählt mir also jede Menge auf, liest ungefähr zwei Seiten vor und bei jedem Wort denke ich mir nur: »Okay, nicht mit mir, das findet mein Körper nicht lustig und mein Verstand erst recht nicht.« Und irgendwann rauscht sein Vortrag nur noch an meinem Ohr vorbei und mein Entschluss ist nun felsenfest besiegelt.

CHEMO? ICH? – NIEMALS!!!!

Einem Schulmediziner zu sagen, dass man einen anderen Weg geht, ist nicht immer klug, daher erzähle ich ihm nichts von meiner Entscheidung.

»Okay, alles klar, danke nein, ich habe keine Fragen mehr«, sage ich freundlich. Er drückt mir einen Zettel in die Hand mit den nächsten Untersuchungsterminen, dem Port-OP-Termin und den ersten Chemotherapie-Terminen und verabschiedet sich mit den Worten: »Alles Gute für Sie. Sie werden sicher tolle Bekanntschaften machen im Krebstherapiezentrum, so viele nette Frauen in Ihrem Alter. Da haben sich schon einige Freundschaften geschlossen. Und Sie verbringen ja auch eine lange Zeit miteinander. Suchen Sie sich am besten schon eine schöne Perücke aus, das Rezept bekommen Sie gleich mit.«

Während ich das schreibe, muss ich herzlich lachen, denn es kommt alles anders als von ihm angekündigt. Eine Perücke habe ich vor Jahren schon gekauft, für Karneval, für andere Zwecke brauche ich keine. Das Rezept werfe ich am gleichen Tag noch weg.

Die nächsten Tage sind gefüllt mit unendlich scheinenden Untersuchungsterminen, CTs, Szintigrafien, Herz hier, Lunge da … keine Ahnung mehr, was das alles ist. Mir ist jetzt schon der ganze Zinnober zu viel, aber ich muss wissen, was da gerade in meinem Körper nicht rundläuft und wie dramatisch die Lage tatsächlich ist. Aber außer dem Krebs mit über vier Zentimeter Größe wird nichts gefunden. Und ehrlich gesagt ist mir das auch klar. Ich glaube an das Universum und ich habe in der Vergangenheit schon ab und an komische Sachen erlebt und immer, wenn ich stark an mich geglaubt habe, ging alles gut aus. Das Universum und ich – darauf ist definitiv immer Verlass, ich muss nur klar sein mit dem, was ich will. Es gab zum Glück keine Metastasen, alles unauffällig. Nach der letzten Untersuchung fahre ich freudig nach Hause und freue mich auf meinen Weg zur Heilung. Ich mag ja immer neue Projekte. Das hier war nun wirklich ein herausforderndes. Es mag absurd klingen, aber ich habe ungefähr zwei Minuten Angst gehabt und mich dann gedanklich sofort korrigiert und angefangen, mich mit der Krankheit und vor allem mit der Heilung zu beschäftigen. Mit dem, was ich in meinem Leben ändern muss. Mit dem, was und wer mich nicht glücklich macht. Und vor allem mit dem, was mich glücklich macht. Eine spannende Reise beginnt ...

Ich lese mich ein, studiere alles Mögliche über Krebs und alternative Therapien und finde wirklich grandios wertvolle Infos. Und mit jeder Info mehr ist klar: Ich habe ein Lerngeschenk bekommen, das mein Leben zum Besseren führen wird. Denn ein paar Zellen, die nicht mehr im Dreiviertel-Takt schwingen, sondern Rambazamba machen, was sehr früh erkannt wird, wollen, dass ich mein Leben ändere, und das nicht mit sanften Hinweisen, sondern mit dem Vorschlaghammer. Anders hätte ich vermutlich auch wenig geändert ... Es bleibt also keine andere Wahl als eine drastische Änderung. Und ich mache mich auf den Weg im Turbogang. Und wer mich kennt, weiß: Aufgeben ist keine Option und zweihundertachtzig Stundenkilometer zu fahren, macht mir mehr Spaß. Also Vollgas zur Heilung.

Das Lerngeschenk

Was man in wenigen Wochen alles lernen kann, wenn man will! Wusstest du, dass in den meisten Krebsfällen die Ursachen einfach zu rekonstruieren und, wenn erkannt, auch oft gut zu behandeln sind? Aber die meisten Menschen, die mit einer Krebsdiagnose konfrontiert werden, gehen nicht in die Analyse der Ursache, sondern verharren in Schockstarre, bekommen Todesangst, verzweifeln und übergeben am liebsten die Verantwortung für das eigene Leben dem Arzt. Sie hoffen, er wird den Weg schon besser kennen, der nun zu gehen ist. Oft scheitern sie aber. Studien zeigen, dass die Überlebensrate bei Krebs in den letzten Jahren nicht wirklich besser geworden ist. Bei Brustkrebs, sagt Kurt Tepperwein in seinem Buch »Was Deine Krankheit Dir sagen will«, ist es oft ein Mutter-Tochter-Thema. Oft sind auch Frauen betroffen, die jemanden pflegen und sich dadurch aufopfern. Vierundzwanzig Stunden jemanden über eine längere Zeit zu pflegen, ist ein derartiger Stress für den Körper des Pflegenden, dass dieser den Stress nicht mehr abbauen kann und daher zu viel Adrenalin ausschüttet. Da man als Pfleger auch nicht mehr wirklich Zeit hat, gut für sich zu sorgen, und genug Ruhephasen fehlen, baut der Körper irgendwann kein Adrenalin mehr auf. Adrenalin führt nämlich dazu, dass der Körper Stress abbauen kann, aber bei Krebspatienten ist oft das Adrenalin ausgeschossen. Nichts mehr da, womit der Körper den Stress abbauen kann, und dann zerstört der Stress die Zellregenerierung und Zellen fangen an zu entarten. So sagt Dr. Hirneise zumindest. Klingt logisch und in meinem Fall kriegen die Herren für ihre Erkenntnis hundert Punkte. Volltreffer!

Meine Mutter liegt seit Monaten mit schwerer Krebserkrankung bei mir zu Hause. Der Arzt meint, zu spät, um zu behandeln. Die OP brachte auch nichts und so wird mir gesagt, dass sie nicht mehr lange leben wird. Mir ist sofort klar: Sie kommt zu mir. Das ist ein Vierundzwanzig-Stunden-rundum-Job für mich. Wochen, Monate ..., denn wenn jemand sich nicht mehr bewegen und selbstständig essen kann, ist das Hardcore für die Pflege. Und alles Übel kam viel schneller, als einem lieb ist. Bei Krebs soll man frühzeitig anfangen, den Heilsweg zu gehen. Hinweise zu ignorieren, wie Mama es gemacht hatte, ist keine gute Idee, das weiß ich heute. Ich merke auch schon seit einigen Wochen, dass diese Rund-um-die-Uhr-Aufopferung für Mama zwar noch eine schöne, wertvolle gemeinsame Zeit bringt, mich aber weit über meine eigenen Schmerzgrenzen katapultiert. Ich breche nicht nur einmal weinend zusammen und sage auch mal laut: »Wenn das so weitergeht, werde ich noch todkrank, ich muss doch auch mal essen und Ruhe und Schlaf haben.« Das war vor der Diagnose. Ich spürte, dass mein Körper am Durchdrehen war und ich so nicht mehr lange weitermachen kann. Mama will mich keine Sekunde mehr aus dem Raum lassen, vor lauter Angst, allein zu sterben. Sie hat wahnsinnig Angst vor dem Tod.

Ich fühle mich nur noch gestresst und müde. Völlig am Ende. Zum Glück würdigt meine Mutter mein Dasein für sie und so genießen wir die Zeit. Ich versuche, sie aufzumuntern, ihr gut zuzureden und alles dafür zu tun, dass es ihr so gut geht wie möglich und wir noch viele schöne Momente haben. Ich funktioniere einfach nur noch. Auch wenn ich genau weiß, dass mir das Pflegen gar nicht gut tut. Ich leide mit, da ich täglich sehe, wie ihr Zustand sich verschlechtert. Ich esse nicht mehr vernünftig, ich schlafe nicht mehr und ich lasse alles stehen und liegen. In der Sterbephase mag keiner allein sein, daher will ich für meine Mutter auf ihrem letzten Weg da sein. Trotz allen Meditierens, Nahrungsergänzungsmittel nehmen, guter Laune und Hoffnung versprühen, was wir täglich miteinander praktizieren, war ihr Tumor im Bauch leider riesig, bevor er entdeckt wurde, und bereits ein Krebs, der leider sehr weit über ein gut zu behandelndem Stadium hinaus ist.

Und ausgerechnet jetzt, wo ich eh schon keine Kraft mehr für mich habe und für meine Mutter da sein möchte, erhalte ich die Diagnose Brustkrebs? Das ist definitiv kein Zufall. Mama und Tochter bekommen innerhalb von acht Wochen beide eine Krebsdiagnose? STOPP – nachdenken. Da will mir das Universum wohl klar und deutlich etwas sagen. Die Frage ist nur: Was? (Siehe Seite 193, Aufgabe 2.)

Am Tag der Diagnose ist schon klar, ich muss nun auf mich schauen, damit ich überleben kann. Ich bringe Mama in ein Hospiz, wo sie liebevoll gepflegt wird, bis sie zwei Wochen später stirbt. Ich sage ihr, dass ich sie aufgrund meiner Erkrankung nicht mehr zu Hause pflegen kann, weil ich ja auch ständig Untersuchungen habe. Sie versteht das und ich besuche sie täglich, oft schlafe ich auf ihrem Bett vor Müdigkeit und Erschöpfung von allem, was gerade auf mich einprasselt, ein. Gut fühle ich mich nicht dabei, sie wegzugeben. Aber ohne das zu tun, wäre ich heute nicht gesund. Das weiß ich gewiss!

Mein Weg zur Heilung

Seit meine Mutter im Hospiz ist, kann ich anfangen, mein Leben neu auszurichten. Also voller Fokus darauf und ab in die Heilung! Nachdem ich inzwischen alle möglichen Alternativtherapien studiert habe und auch, wie Krebszellen ticken, was sie ankurbelt und was Krebszellen gar nicht mögen, fühle ich mich komplett richtig auf meinem Weg. Keine Kohlenhydrate, kein

Alkohol wegen der Zuckerfermentation (Krebszellen liiiieben Zucker), also weg damit, keine schlechten Gedanken, kein Stress, Ruhephasen und Meditation für den Adrenalin-Aufbau und alles Mögliche zur Immunstärkung. Bereits drei Wochen nach dem ersten erschütternden Blutbild mit klarer Krebsdiagnose ist das nächste Blutbild schon top. Ohne Chemo!

Keine Hinweise mehr auf Krebs. Dennoch will ich kein Harakiri. Ich finde auf meiner Suche nach einer Therapie schließlich die Hyperthermie-Praxis Dr. Wolf, Dr. Zeyen in Hannover. Zwei Onkologen mit fünfunddreißig Jahren Erfahrung und einigen Büchern zu ihren Therapien der alternativen Krebsbehandlung. Klingt vernünftig und ich mache umgehend einen Termin.

Alles hört sich logisch an, was mir erzählt wird. Sagte ich schon, dass ich Logik mag? Denn logische Dinge machen für mich einfach Sinn und wenn es um mein Lerngeschenk geht, muss ich genau aufpassen, dass mein Weg für *mich* Sinn macht. Egal was andere darüber denken. Also geht es los mit der Therapie, eine Kombi aus Hyperthermie und IPT (insulinpotenzierte Therapie). Dr. Zeyen sagt vor der ersten Sitzung mit Blick auf das kürzlich neu erstellte Blutbild: »Wüssten wir nicht, dass da was ist, würden wir gar nicht mehr behandeln. Aber wir wissen es halt. Ihre Werte sind jedenfalls kein Hinweis mehr auf Krebs. Aber wir starten jetzt die Therapie, damit der Tumor schrumpft und dann ab zur OP. Sie brauchen, denke ich, elf bis zwölf Sitzungen, dann sollte der Tumor so klein sein, dass man gut operieren kann. Jetzt ist er noch zu groß.« Der weiß genau, was er tut, das ist klar. Und zum ersten Mal seit langer Zeit vertraue ich einem Arzt.

Okay, los geht's, ab in die Pac-Man-Show. Coole Sache, denn es gibt so gut wie keine Nebenwirkungen und Krebszellen mögen weder Hitze noch wenn sie im Unterzucker minimal dosiert Medikamente per Infusion bekommen. Der Pac-Man-Effekt für die Atari-Generation zum besseren Verständnis. Unterzucker lässt Krebszellen seeeeehr hungrig werden, sie geben an das Gehirn das Signal: »Wir kommen immer zuerst!«, und dann reißen sie weit das Maul auf und zack rein mit den Medis. Und danach kommt die Hyperthermie und die

Krebszelle sagt laut: »Danke, aber das war nicht so nett«, und stirbt langsam, aber sicher ab. So erkläre ich das inzwischen jedem, der sich für meine Therapie interessiert. Dr. Zeyen mag den Vergleich mit Pac-Man jedenfalls und die meisten verstehen es dann besser.

Bei mir sind es vier Behandlungen, dann sagt mein Arzt: »Sie sind startklar, der Tumor ist nur noch 1,8 cm groß. Sie können einen Termin zur OP machen. Wie oft waren Sie nun da? Was? Vier Mal, wow das ist Hammer, so schnell ging es noch nie, was haben Sie sonst gemacht?«

Ich dann: »Mindset matters! Wenn ich weiß, ich bin gesund, lernen es auch meine Zellen, dass sie gesund sind.« Er lacht und geht. Ich lache und gehe beschwingt in eine gesunde Zukunft. Alles sieht richtig super aus. Check – war eh klar, oder? (Siehe Seite 193, Aufgabe 3.)

Mindset matters

Ab dem Tag ist klar, das Lerngeschenk ist genau das, was es sein sollte, ein Lerngeschenk für ein gesünderes Leben für mich, in dem ich mir selbst die Erlaubnis gebe, die Prio eins zu sein. Jeder bekommt ab und an ein Lerngeschenk. Nur die wenigsten erkennen es als das. Viele fluchen auf das Schicksal oder denken, sie werden vom Leben bestraft. Fühlen sich als Opfer der Umstände. Haben kein Glück. Ich sage dazu immer: Mindset matters! You decide.

Seit fünfundzwanzig Jahren arbeite ich mit Menschen, mit Visionen, Werten und Zielen. Als ehemalige Topmanagerin in einem Fortune-500-Konzern durfte ich ständig mit großen Zielen arbeiten und weiß, dass man Erfolg planen kann. Wer einen guten Plan hat und daran glaubt, ihn Schritt für Schritt umsetzt, erreicht für gewöhnlich auch sein Ziel. Ich habe in meinem Leben schon oft bewiesen, dass ich mit einem guten Plan und dem Willen zum Erfolg meine Ziele erreichen kann. Seit circa vier Jahren beschäftige ich mich intensiv mit Mindset-Arbeit. Der Macht der Gedanken. Ich habe vor zwei Jahren eine Ausbildung bei Tony Robbins zum CORE100-LIFE-Coach gemacht. Ich weiß also, welche Macht deine Gedanken auf deinen Körper, auf jede Zelle haben können. Nicht nur auf deinen Körper – sondern vor allem auf dein Leben, dein Glück. Also ist klar, ein guter Plan, der Glaube an meine Heilung und gute Mindset-Arbeit waren mein Schlüssel zum Erfolg.

Wir haben heute den 27. Dezember 2022 und es ist gerade mal fünf Monate her, als ich die Diagnose erhielt. Vor vier Wochen sagte mein Arzt: »Gratuliere, Sie haben den Krebs besiegt«, nachdem die Diagnose des entnommenen Mini-Tumors kam, der laut Biopsie nur noch maximal eineinhalb Zentimeter groß war. Gesundes Gewebe drum rum, keine Metastasen in den Lymphknoten.

Ich sage nur: »Ich habe nichts anderes erwartet. Bei meinem Mindset kann eigentlich kein Krebs böse bleiben, der war perfekt, um mein Leben zu ändern. Mein Lerngeschenk, für das ich wirklich dankbar bin.« Und das ist weder übertrieben noch gelogen, denn ich bin wirklich dankbar dafür. Ich hätte keine OP gebraucht, warum auch, der Tumor wies mir den Weg sehr deutlich und meldete sich immer zu Wort, wenn ich wieder einmal etwas aus Gewohnheit für andere machte, obwohl ich eigentlich etwas für mich machen wollte. Du erinnerst dich: »Anderen zu gefallen« war mein Thema. Erkannt und auf dem besten Weg, dies zu ändern. Der Tumor dankte es mit Schrumpfen und die Therapie half fleißig dabei.

9.2 Was lerne ich daraus?

Weißt du, in den letzten Monaten musste ich gnadenlos mit mir ins Gericht gehen, mich hartnäckig immer wieder mit mir konfrontieren. Musste mich und mein Leben hinterfragen. Prüfen, was ich wirklich will und warum. Es war nicht immer einfach, herauszufinden, was ich wirklich möchte. Und ich frage mich seither immer wieder: »Wer wäre ich eigentlich, wenn alles um mich nicht existieren würde, was mich beeinflussen kann. Wenn ich einfach nur ich wäre.«

Ich hatte einen sehr strengen Vater, der immer wollte, dass ich gut in der Schule bin. Meist war ich gut, also war der Vater nett, war ich mal nicht gut, gab's Nachsitzen. Ich lernte also, so zu sein, wie ich sein musste, um gelobt und vermeintlich geliebt zu werden. Mein Fokus war immer darauf ausgelegt, es anderen recht zu machen.

Seit meiner Kindheit wollte ich immer gefallen. Ich war brav, machte immer, was andere von mir wollten, war ehrgeizig, versuchte, wenig Fehler zu machen, immer klug und überlegt zu agieren. Das machte mich im Job mega erfolgreich und der Erfolg sagt einem: Ja, man macht alles richtig und ist als Mensch so auch richtig. Oder etwa nicht?

Heute weiß ich, dass ich fünfzig Jahre nur perfekt funktioniert habe, eine perfekt laufende Maschine, die immer abliefert. Erst mein Lerngeschenk hat mich dazu gebracht, mich wirklich damit auseinanderzusetzen, wer ich bin und warum ich krank wurde. Es ist mir klar, dass es nicht nur die Pflege meiner Mutter war. Es war vermutlich auch, dass ich mich selbst in meinem Leben nicht in der Prioliste oben sah. Ich richtete mich zu sehr nach anderen. Wie muss ich sein, was muss ich sagen, was muss ich tun, was darf ich denken und was nicht. Niemand sagte mir: »Hey Angelika, sei doch einfach du selbst.« Erst als ich mich vor vier Jahren intensiv mit Mindset-Themen beschäftigte und feststellte, dass ich in meinen Gedanken sehr viel um andere Menschen kreiste und darum, was ich meinte, was sie von mir erwarteten, wurde mir bewusst, dass ich zwar einen starken beruflichen Willen hatte, aber eigentlich nicht wusste, wer ich wirklich war. Ich fühlte mich fremdbestimmt und irgendwie hatte ich keinen Bezug zu mir. Alles fühlte sich fremd an (siehe Seite 193, Aufgabe 4).

Ich ging auf viele Weiterbildungen zum Thema Persönlichkeitsentwicklung und lernte mehr und mehr, meine Gedanken zu kontrollieren. Was für eine neue Macht über mich! Das war einfach unglaublich und von Tag zu Tag wurde ich klarer und glücklicher. Und seit ich bei Tony Robbins gelernt habe, wie man Leben transformieren kann, vom Schlechten zum Guten, habe ich auch live bei meinen Kunden erfahren dürfen, welche wertvolle Dienste ein gutes Mindset leistet. Auf einmal konnte ich Menschen ohne große Anstrengung dabei helfen, aus dummen Gedankenspiralen herauszukommen, Depressionen zu beenden, mutiger und selbstbewusster und damit auch glücklicher zu werden. Und weil es wirklich einfach ist, glücklich zu sein, entstand mein Motto: Gönn dir Glück – Glück ist leicht!

Denn alles fängt mit deinen Gedanken an. Aber was heißt es denn, ein gutes Mindset zu haben und sich Glück zu gönnen?

In erster Linie geht es darum, dass du dir bewusst wirst, was in deinem Kopf abgeht. Welche Gedanken lenken und steuern dich vierundzwanzig Stunden tagtäglich – und dann übernimmst die Kontrolle über deine Gedanken. Du bestimmst, was du denkst und was dich lenkt. Und bei Zigtausenden Gedanken täglich kannst du dir vorstellen, was dich davon alles in deinem Tun hindert oder beflügelt. Was dir gute Laune macht oder dir den Tag vermiest.

Es fängt schon morgens an. Du wachst auf und bist mit deinen Gedanken irgendwo. Du blickst aus dem Fenster, es regnet. Und nun beobachte dich bewusst, guck dir einfach neutral deine spontanen Gedanken an.

Was denkst du nun? Denkst du: »Mist, schon wieder Regen«? Oder denkst du: »Der Regen sorgt für Wachstum, gut, dass wir in unserer Region immer wieder Regen haben. Die Natur wird schon wissen, was sie wann tut«? Merkst du beim Lesen schon einen emotionalen Unterschied?

Kunden von mir bekommen immer die gleiche Aufgabe zu Beginn der Zusammenarbeit im Coaching. Daher bitte ich dich auch: Schreib dir mal fünf Tage nacheinander auf, was du morgens denkst. Gib ein Plus für gut, ein Minus für schlecht und zieh nach den fünf Tagen ein Resümee. Beobachte, was das mit deinen Emotionen macht. Frage dich bei jedem Gedanken, der dir bewusst wird: Hilft dir der Gedanke gerade, dass es dir gut geht und du dich auf den Tag freust, oder zieht er dich herunter? Am besten korrigierst du diese Gedanken in eine positive Richtung, wenn dir auffällt, dass sie schlecht und einem guten Tag nicht dienlich sind. Ich nenne die Übung Gedankenhygiene. Du wäschst deine Gedanken weiß und putzt sie.

Ein Kunde sagte mir in der zweiten Sitzung: »Boah Angelika, diese Gedankenhygiene ist der pure Horrortrip. Ich merke erst jetzt mit der Übung, wie viel Negatives ich morgens schon denke. Kein Wunder, dass ich nur noch schlecht drauf bin und keine Energie mehr habe, mich mein Leben nervt und ich am liebsten auf eine einsame Insel will. Aber das Andersdenken ist echt eine Herausforderung, die mir noch nicht leichtfällt.« Heute kann er es und ist glücklicher denn je.

Deine Gedanken steuern dich – und da wir immer denken, selbst nachts, das aber unbewusst, ist es so wichtig, das Richtige zu denken. Das, was dich weiterbringt, das, was dich glücklich macht. Also fang an mit der Gedankenhygiene. Ich liebe diese Arbeit mit dem Kopf, denn wenn du das oft genug übst – also auf die Gedanken sachlich blickst und sie zu steuern beginnst –, gehst du automatisch den Weg zum Glück. Gedanken haben immense Kraft und dein Körper reagiert immer darauf. Denn Gedanken steuern Emotionen und Emotionen steuern deine Taten, deine Taten steuern deinen Erfolg und der Erfolg steuert dein Glück. Kurz und mathematisch:

$G + E + T = Glück$

Einfache Rechnung eigentlich, oder? Klingt zu banal, um zu funktionieren? Glaub mir, ich bin das beste Beispiel für den Erfolg dieser Mindset-Arbeit.

Wenn du also merkst: Da sind negative Gedanken, die dir die Laune vermiesen, versuch sie sofort zu stoppen, zeige den Gedanken einfach klar und deutlich das Stoppschild und versuch etwas Positives zu denken. Stell dir das Gedankentor bildlich vor. Du bestimmst, welche Gedanken durch das Tor in dein Gehirn dürfen und welche nicht. Anfangs ist das für viele nicht so leicht, vor allem, wenn man es gewohnt ist, ständig unbewusst in der Negativ-Denkfalle zu sitzen. Allein durch das Beobachten fällt es dann auf, was da im Gehirn abgeht, aber das zu ändern erfordert etwas Anstrengung. Bis wir unsere Gedankenschemen und Gewohnheiten ändern, dauert es und benötigt Übung, Übung, Übung. Es lohnt sich aber definitiv, noch heute damit anzufangen. Notfalls denk über die Natur nach und darüber, was sie dir Gutes schenkt. Glaub mir, mit der Zeit wird es einfacher und du wirst sehen, dass du deine Tage besser startest und definitiv besser gelaunt sein wirst.

Und wer gut gelaunt und voller positiver Gedanken durch das Leben geht, wird Gutes erleben. Das ist klar.

Gönn dir Glück – Glück ist leicht!

Als ich vor einigen Jahren entdeckt habe, wie leicht es ist, glücklich zu sein, habe ich dieses Motto geprägt. Ich bin nämlich felsenfest davon überzeugt und weiß es aus Erfahrung: Jeder kann glücklich sein. Es ist nicht immer leicht, glücklich zu sein, es ist nicht immer leicht, mutig zu sein, es ist auch nicht immer leicht, in schwierigen Situationen positiv zu bleiben und gute Gedanken zu hegen.

Aber wie sagte es Albert Einstein so schön: »Denken müssen wir ja sowieso. Warum dann nicht gleich positiv?«

Stell dir doch einfach mal die Frage: Was, wenn du versuchst, alles, was dir geschieht, egal ob du es gerade gut oder schlecht findest, unter dem Aspekt zu betrachten, dass es dir nutzen möchte? So wie ich es mit meinem Lerngeschenk getan habe. Dein Leben wird leichter, denn du wirst die Macht deiner Gedanken kennenlernen. Du wirst feststellen, dass dir mehr Gutes widerfahren wird, weil du Gutes denkst und Gutes damit anziehst. Ich gebe zu, ich denke nicht immer, es ist alles rosarot, und ich laufe nicht permanent lächelnd durch die Gegend. Auch mich regen Dinge auf, nerven Menschen, ärgert die Politik. Früher konnte ich das wenig steuern, da waren mir noch nicht genug Tools bekannt, die mir helfen, mich besser zu steuern. Heute kenne ich viele Werkzeuge, die mir und dir helfen, sich Glück zu gönnen, und die es

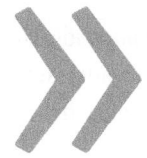

Wenn die Welt in Summe mehr gute Gedanken hegen würde, gäbe es deutlich weniger Leid auf dieser Erde.

Angelika Steiger-Cöslin

leicht machen, glücklich zu sein. Denn was nutzt es mir, wenn ich mir dadurch Stress mache? Was nutzt es meinem Körper, meiner Seele, wenn ich mich aufrege? Macht es mich gesünder, fühle ich mich besser, werde ich glücklicher durch diese Gedanken? NEIN! Also weg damit und anders denken.

Seit ich meine Gedanken bei Negativalarm bewusst steuere, und das nicht nur morgens für wenige Minuten, bin ich ausgeglichener und resilienter. Bin bewusster mit dem, was ich möchte und nicht möchte. Und auf diesem Weg lerne ich täglich mehr über mich. Was mich ausmacht, was meine Werte sind, was ich erreichen will. Ich gönne mir Glück und du kannst es dir ganz einfach auch gönnen.

Meine Krebs-Story zeigt es doch so deutlich und ich kenne sehr viele Menschen, die mit gutem Mindset alles erreichen, was sie möchten. Und mit negativem an sich und der Welt verzweifeln. Da helfen dann auch die besten Pillen nicht, der beste Arzt nicht und die beste Therapie nicht. Wenn du deine Gedankenmacht bewusst einsetzt, wird sie zu einem Schutzschild gegen alles, was dir schaden kann. Das Universum stellt dich immer wieder auf die Probe, aber nimm alles dankbar an und freue dich darauf, die beste Version deiner selbst zu werden. Mit guten Gedanken werden schöne Momente geboren, tolle Emotionen, mega Taten. Da entsteht Heilung für Krankheiten und Liebe füreinander. Du hast alle Macht in der Hand, um glücklich zu sein oder zu werden!

Gönn dir Glück – Glück ist leicht!

Aufgabe 1
Wie gehst du mit schwierigen Situationen um? Schreib alles auf, was dir spontan einfällt. Bekommst du Angst, bist du in Schockstarre, wütend? Was könntest du nächstes Mal anders machen?

Aufgabe 2
Wann war das letzte Mal in deinem Leben eine Situation, die sich im Nachgang als Lerngeschenk dargestellt hat? Was genau konntest du daraus für dich lernen? Was würdest du mit diesem Wissen heute anders machen?

Aufgabe 3
Versuch doch mal, diese Woche gleich morgens genau auf deine Gedankenwelt und deine Glaubenssätze zu achten. Was sind morgens deine ersten Gedanken? Sind sie positiv oder negativ? Achte bewusst darauf.

Aufgabe 4
Denk mal ganz intensiv nach, wie und womit deine Kindheit dein heutiges Verhalten geprägt hat. Was sind Themen, die dich eventuell in ein Muster gepresst haben, die dich immer wieder hindern? Denk mit geschlossenen Augen an deine Kindheit, was fällt dir als Erstes ein? Welche Emotion kommt dabei hoch?

Aufgabe 5
Schreib dir mal fünf Tage nacheinander auf, was du morgens denkst. Gib ein Plus für gut, ein Minus für schlecht und zieh nach den fünf Tagen ein Resümee. Beobachte, was das mit deinen Emotionen macht. Frage dich bei jedem Gedanken, der dir bewusst wird: Hilft dir der Gedanke gerade, dass es dir gut geht und du dich auf den Tag freust, oder zieht er dich herunter? Was kannst du statt eines negativen Gedankens besser denken?

Angelika Steiger-Cöslin ist Unternehmer:innen Business Coach und CORE100 Life Coach für (Self-)Leadership und persönliches Wachstum, Top-Speakerin, Kongressveranstalterin und Autorin.

Mit Auszeichnungen wie der »Exzellenzberaterin des deutschen Mittelstands« für die Jahre 2022 und 2023 hat Angelika bewiesen, dass sie in der Elite der Coaches und Berater:innen zu Hause ist.

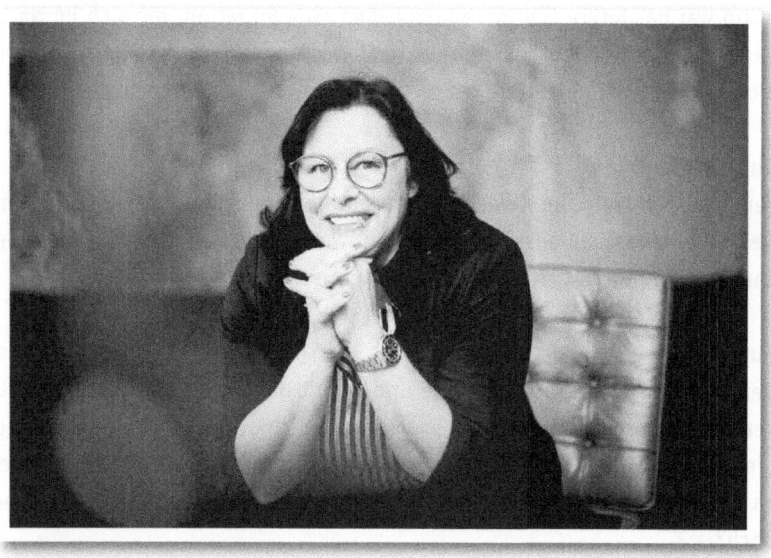

Angelikas Ausbildung zum CORE100-Coach bei Tony Robbins, dem renommiertesten Persönlichkeitsentwickler der Welt, ist ein weiteres herausragendes Merkmal. Dieser Hintergrund macht sie zu einer Expertin im Bereich Leadership und persönliches Wachstum.

Mit über fünfundzwanzig Jahren Erfahrung in leitenden Positionen internationaler Großkonzerne hat Angelika eine einzigartige Expertise im Management entwickelt. Ihre Laufbahn führte sie bis in die Vorstandsebene hoch erfolgreicher Unternehmen. Dieses umfassende Know-how befähigt sie, ehrgeizigen Unternehmer:innen ganzheitliche Lösungen anzubieten.

Angelika veranstaltet Kongresse, die Menschen dazu inspirieren, ihr volles Potenzial zu entfesseln. Als Autorin teilt sie ihr tiefgehendes Wissen über Leadership und persönliches Wachstum mit der Welt.

In ihrer Academy vermittelt sie nicht nur theoretisches Wissen, sondern teilt ihre Praxiserfahrung und bewährte Methoden aus erster Hand. Die Ausbildung bei ihr ist ein Sprungbrett für Coaches, um ihre Fähigkeiten auch als Unternehmer:in auf das nächste Level zu heben und erfolgreich in der Coaching-Welt zu bestehen.

Kontakt
E-Mail: a.steiger-coeslin@clearways.de
Web: www.clearways.de

10.
Geht nicht gibt's nicht! Die beeindruckende Erfolgsstory von Johannes Grasser

Johannes (Johnny) Grasser ist seit seiner Geburt Tetraspastiker. Trotz aller äußeren und inneren Widerstände lebt er ein aktives und glückliches Leben und will Menschen mit Beeinträchtigungen Mut machen.

Ich greife nach der Reling der Metalltreppe, die nach oben führt. Ich lasse meinen Blick langsam durch den weiten Raum schweifen und nehme wahr, wie das Licht durch die Fenster hereinfällt. Plötzlich bin ich mir nicht mehr sicher, ob das, was ich da vorhabe, so schlau ist.

Aber dann mache ich mich auf. Vorsichtig setze ich einen Fuß auf die erste Stufe aus Lochblech. Für jede weitere Stufe bekomme ich Hilfe von meinen Freunden und den Leuten, die heute dabei sind. Es geht für mich auf den Siebeneinhalb-Meter-Turm im Schwimmzentrum der Deutschen Sporthochschule. Eigentlich etwas völlig Normales für einen Sportstudenten, sollte man meinen. Aber für mich ist es etwas Besonderes, denn ich werde nicht einfach so vom Siebeneinhalb-Meter-Turm springen, sondern mit Rollstuhl. Ich habe seit meiner Geburt eine beinbetonte Tetraspastik. Mit dieser Behinderung sollte ich eigentlich nicht einmal in der Lage sein, zu sitzen, eigenständig zu gehen oder essen zu können.

Ich freue mich auf den Sprung, auch wenn die Intention dahinter eigentlich nicht so schön ist. Viele Leute haben leider immer noch Angst, mit behinderten Menschen normal umzugehen, weil sie vielleicht nicht wissen, wie sie sich verhalten sollen, oder weil sie einfach Angst haben, etwas falsch zu machen. Das ist verständlich, aber gleichermaßen tut es immer wieder aufs Neue weh, das Gefühl zu haben, doch nicht dazuzugehören, obwohl man doch eigentlich normal ist. Aber was ist schon normal?

Deshalb mache ich diesen Sprung. Um zu zeigen, dass man vor behinderten Menschen keine Angst zu haben braucht und dass man auch keine Angst haben muss, etwas falsch zu machen.

Um den Leuten ebenjene Angst zu nehmen und sie herauszufordern und ihnen zu zeigen, wie viel Spaß das Leben doch machen kann, egal wie vielfältig und anders es ist.

Wie kam es eigentlich zu meinem Handicap?

Nun, ich hatte es wohl etwas eilig, denn ich bin drei Monate zu früh geboren. Es gab in den folgenden Tagen weitere Komplikationen, die letztendlich in der Summe zu meinem Handicap geführt haben.

In den ersten Monaten und Jahren meines Lebens wussten meine Eltern nicht, was ich überhaupt hatte. Sie wussten nur, dass ich mich nicht so normal entwickelte wie beispielsweise meine größere und ältere Schwester.

Als es dann endlich nach zwei Jahren eine Diagnose gab, war auch klar, dass es ein langer und steiniger Weg werden würde, aber niemand wusste wirklich so genau, wie steinig.

Statt sich mit Schuldzuweisungen aufzuhalten, haben meine Eltern von Anfang an alles darangesetzt, mich so fit und mobil wie möglich zu machen, um mir hoffentlich ein eigenständiges Leben zu ermöglichen.

Dazu gehörten unzählige unterschiedliche Therapien. Angefangen von der Schulmedizin, über außergewöhnliche Therapiemethoden im Ausland, bis hin zu eigenen Therapien zu Hause, wie das therapeutische Reiten und andere Trainingsmethoden. Dazu gehört meine Leidenschaft, das Radfahren.

Das Ziel meiner Eltern war immer, mich wie ein normales Kind zu behandeln und mich überallhin ganz normal mitzunehmen. Nach Lösungen zu suchen, statt Probleme aufgrund meines Handicaps zu sehen.

Das bedeutete auch, dass ich glücklicherweise noch viele Geschwister hatte und unser Zuhause nicht behindertengerecht ausgebaut war. Das mag hart klingen, ist aber rückblickend meiner Meinung nach genau das, was mich ausmacht. Sich eben nicht auf der Behinderung auszuruhen, sondern mit der Situation umzugehen versuchen und das Bestmögliche daraus zu machen.

Jeden Tag drei bis vier Stunden Training, seit ich ein kleines Kind bin, immer mit der Hoffnung verbunden, doch etwas weiterzukommen.

Aus Erzählungen meiner Eltern weiß ich, dass dies oft hart war. Hatte man gedacht, an einem Tag einen Fortschritt erzielt zu haben, so wurde man häufig am nächsten Tag eines Besseren belehrt und musste feststellen, dass sich kaum etwas verbessert hatte.

Dennoch gaben meine Eltern nicht auf und haben mich Tag für Tag immer wieder gefordert und mich ganz normal im Alltag integriert. Das zeigte sich auch, wenn es darum ging, mich ganz normal einschulen zu lassen. Wir hatten damals den Vorteil, auf dem Land einen offenen Kindergarten und später in der Grundschule einen Rektor zu haben, der mich ganz normal in die Klasse integrierte. Als es dann aufs Gymnasium ging, sah das leider etwas anders aus. Anfänglich war ich aufgrund eines speziell eingeführten Johannes-Dienstes durch meine Klassenlehrerin sozial und auch schulisch sehr gut integriert. Nach einem Elternaufstand wurde mir allerdings ein Zivildienstleistender zur Seite gestellt, der mir zwar Aufgaben abnahm, gleichzeitig aber dadurch meine soziale Integration reduzierte. Nach dem Abitur ging es für mich zum Studium der Sportwissenschaften an die TU München. Mir war von Anfang an bewusst, dass es kein leichtes Studium werden würde mit meiner körperlichen Behinderung. Deshalb wollte ich unter anderem mindestens ein Semester im Ausland studieren.

Doch auch das gestaltete sich leider sehr schwierig, denn die Assistenten, die mir durch den Alltag helfen, damit er schneller und besser funktioniert, werden teilweise vom Staat finanziert. Dadurch unterliege ich bestimmten Voraussetzungen, die es unfassbar schwer machen, gleichberechtigt in Deutschland zu leben, geschweige denn Auslandssemester zu absolvieren.

2012 schaffte ich es durch Eigeninitiative für zwei Semester an die Queensland University of Technology nach Brisbane, Australien. Für mich die beste Zeit meines Lebens. Denn dort wurde ich das erste Mal als behinderter Mensch ganz normal behandelt und hatte eben nicht das Gefühl, anders zu sein oder nicht dazuzugehören.

Nach meinem Bachelor ging es weiter an die Deutsche Sporthochschule nach Köln zum Masterstudiengang. Weil ich von Anfang an wusste, dass es nicht einfach wird, einen Job zu finden mit einer körperlichen Behinderung, absolvierte ich Praktika in der Fußball- und Basketball-Bundesliga und einen weiteren Zertifikats-Studiengang zum Spiel- und Video-Analysten beim DFB. Ich dachte eigentlich, das müsste reichen, um einen Job zu bekommen oder zumindest zu einem Bewerbungsgespräch eingeladen zu werden. Doch die Rechnung hatte ich ohne Deutschland gemacht. Nach über neunhundert Bewerbungen wurde ich nicht ein einziges Mal zum Bewerbungsgespräch eingeladen. Manchmal mehr, manchmal weniger direkt wegen meines Handicaps. Parallel dazu verschlechterte sich über Jahre meine körperliche Verfassung und es wurde immer schwieriger, überhaupt den Alltag zu bestreiten. Zur selben Zeit verpasste ich deswegen auch die Qualifikation für die Paralympics mit dem Fahrrad 2016 in Rio de Janeiro. Der Radsport war und ist meine große Leidenschaft. Doch weil sich über die Jahre meine muskuläre Balance im Rumpf, trotz aller Versuche, verschlechterte, musste ich das Radfahren am 18. September 2017 aufgeben. Die Summe all dieser Teile und die Tatsache, dass ich über Jahre nur gegen Mauern gelaufen war, obwohl ich doch eigentlich nur ein normales Leben führen wollte und als normaler Mensch behandelt werden wollte, führten dazu, dass ich Ende 2017 in ein sehr tiefes Loch fiel und mich ernsthaft mit dem Gedanken auseinandersetzte, ob das Leben noch sinnvoll sei.

Mir war klar, dass ich keine professionelle Hilfe in Anspruch nehmen kann, denn sonst würde ich mich auf dem Arbeitsmarkt und in der Gesellschaft noch weiter schädigen. Deshalb versuchte ich mich durch Eigeninitiative und eigene neue Projekte wieder neu zu motivieren. Zwei Jahre vorher, im Jahr

2016, war ich mit Studierenden in Frankreich zur deutschen Hochschulmeisterschaft im Surfen und hatte mir vorgenommen, auch einmal zu surfen. Also packte ich diese Idee 2018 wieder aus und entwickelte zu Testzwecken erst einmal ein Skateboard. Nachdem das gut funktionierte, kontaktierte ich alle möglichen Surfbrett-Baufirmen mit dem Ziel, ein Surfbrett für mich und meine Behinderung zu konzipieren. Das Ziel: bei den ADH-Meisterschaften (Allgemeiner Deutscher Hochschulsportverband) 2019 anzutreten.

Zwei Wochen vorher wurde mein Brett fertig. Allerdings hatte ich eigentlich keine Trainingszeit. Und trotzdem: Meine beiden Assistenten und ich fuhren nach Frankreich und standen an der Wasserkante kurz vor Start des Wettkampfes.

Wir schauten uns an und wussten: Das kann eigentlich nichts werden. Und wie bescheuert ist bitte diese Idee ...

Erstaunlicherweise funktionierte es viel besser als gedacht und ich schaffte es sogar in die zweite Runde. Wohlgemerkt bin ich gegen nicht behinderte Menschen angetreten. Die Aktion mit dem Skateboard und Surfbrett führte zu einer medialen Präsenz, die ich weder geplant noch vorhergesehen hatte. Dadurch stieg auch wieder mein Selbstwertgefühl und ich konnte mir nach und nach eine neue und eigene Perspektive aufbauen. Es folgten weitere Projekte, wie der Sechzehn-Kilometer-Mud-Masters, der größte Hindernislauf der Welt, oder zuletzt das Projekt Rio de Janeiro. Dieses Projekt ist, wie fast alle, nicht durch meine eigene Initiative entstanden, sondern durch Zufall. Ein ehemaliger Zivi, der bei Adidas arbeitete, fragte mich, ob ich eigentlich noch klettere und schon mal überlegt hätte, auf einen Berg der Welt zu klettern ...

Am nächsten Tag marschierte ich dann schnurstracks zur Dozentin für Bergsport an der Deutschen Sporthochschule in Köln und fragte sie, ob sie Interesse an einem etwaigen Projekt hätte und eine Idee hätte, wo wir denn hingehen könnten.

Nachdem klar war, dass sich Wärme gut auf meine körperliche Verfassung auswirkt und ich ohnehin noch eine Rechnung mit Rio de Janeiro offen hatte, nannte sie als mögliches Ziel den Zuckerhut bei Rio. Das war im Jahr 2019. Geplant hatten wir den Aufstieg für das Jahr 2020. Aufgrund von Corona mussten wir es um zwei weitere Jahre verschieben. Da sich meine Kletter-Skills in den Jahren zuvor deutlich verschlechtert hatten, hatte ich mein Training für die Vorbereitung ab 2019 auf bis zu sieben Stunden am Tag erhöht. Da man bei der Spastik aber nicht einfach das Training reduzieren und dann wieder hochfahren kann, musste ich wegen Corona das Training drei Jahre lang auf diesem Niveau zu halten versuchen. Geplant war der Aufstieg für Oktober 2022. Ende Februar 2022, am Rosenmontag, um genau zu sein, brach ich mir durch einen dummen Zufall die Hand. Das Projekt Rio de Janeiro für das Jahr 2022 rückte plötzlich in weite Ferne. Glücklicherweise schaffte ich es, nach nicht mal sieben Wochen wieder an der Kletterwand zu hängen, immer mit dem großen Ziel vor Augen, im Oktober 2022 nach Rio fliegen zu können. Zusätzlich musste ich aber die Sponsorensuche, die Koordinierung mit einer möglichen Produktionsfirma und alles weitere Logistische zusätzlich selbst stemmen. Geplant war das nicht, aber sonst wäre das Projekt wohl nie zustande gekommen.

Letztendlich schaffte ich es mit vereinten Kräften meines Teams, am 27. Oktober 2022 die Spitze des Zuckerhuts zu erklimmen.

Zu behaupten, ich wäre geklettert, wäre vermessen, denn ich habe deutlich mehr Hilfe gebraucht, als wir alle gedacht haben.

Durch dieses Projekt habe ich sehr viel über meine eigene Persönlichkeit gelernt und wie wichtig es ist, sich immer wieder neu zu reflektieren. Es hat mir aber auch gezeigt, dass ich nicht um jeden Preis meine Projekte immer weiter und höher schrauben muss, nur um aus der Schublade der Behinderung herauszustechen.

Es wird Zeit, dass Menschen nicht nur mich, sondern alle Menschen mit Einschränkungen, auch ohne besondere Projekte, als das wahrnehmen, was sie sind: Menschen mit Potenzialen, mit ungenutzten Potenzialen – und mit viel Motivation, etwas zu erreichen. Zumindest kann ich das für mich in Anspruch nehmen. Aber ich bin auch froh über meine Rückschläge und vor allem über meinen persönlichen Tiefpunkt.

Warum?

Weil ich ohne diesen Tiefpunkt niemals da wäre, wo ich heute bin. Jeder Rückschlag und jeder Tiefpunkt zwingen uns, anders zu denken und andere Wege zu gehen. Denn das, was wir bisher gemacht haben, hat ja augenscheinlich nicht funktioniert. Deshalb bin auch ich dankbar über meinen absoluten Tiefpunkt. Wenngleich ich mir gewünscht hätte, dass es nicht derart kräftezehrend gewesen wäre. Dennoch hat er mir in gewisser Weise die Augen geöffnet und mir die Chance gegeben, neue Wege zu gehen. Das bedeutete für mich, sich darauf einzulassen, Vorträge zu halten und nach Wegen zu suchen, eigenständig Geld zu verdienen in Zukunft.

Mein großes Ziel: unabhängig von den Sozialbehörden zu sein, ein eigenständiges Leben zu leben und dennoch meine Assistenten finanzieren zu können. Ein sehr ambitioniertes Ziel. Ich weiß das. Aber wenn ich es nicht versuche, dann habe ich den ersten Schritt in die falsche Richtung gemacht.

Mittlerweile bin ich mit vierunddreißig Jahren als Johannes (Johnny) Grasser als Speaker, Motivations-Coach und Berater unterwegs. Ich weiß nicht, wohin mich die Reise noch führen wird. Aber eines weiß ich: Ich bin immer offen für alles, was kommt, und für alles, was verrückt und neu ist. Denn in jedem Neuen und in jedem Verrückten liegt eine große Chance, auch wenn man den Effekt vielleicht erst in ein paar Jahren merkt oder eben gar nicht.

Im Worst Case hat man eine Erfahrung gemacht, die einen definitiv weiterbringt.

Glücklicherweise bin ich auch seit Anfang 2023 Teil des Nationalteams im Para-Surfen. Wo dies hinführen wird, weiß ich nicht, aber auch das ist ein Kapitel, auf das ich mich freue, und das Unbekannte hat immer einen Reiz, denn es öffnet ungeahnte Räume und Türen.

Traue dich also auch, einfach mal etwas unorthodox Neues oder Altes mal wieder auszuprobieren, auch wenn die Leute um dich herum das vielleicht für komisch erachten. Tue das, worauf du Lust hast, und traue dich, einfach mal verrückt zu sein. Du wirst merken, es ist wunderbar.

In diesem Sinne: »Geht nicht gibt's für mich nicht.«

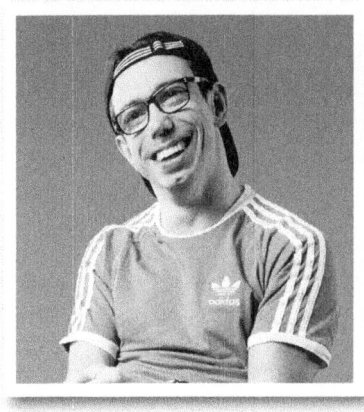

Johannes (Johnny) Grasser ist Diplom-Sportwissenschaftler und Speaker. Er kann für Keynotes bei Firmenveranstaltungen, Kongressen und Tagungen gebucht werden.

Seine Speeches sind ein leidenschaftlicher Aufruf zu mehr Toleranz und Akzeptanz für inklusive Themen und ein lebendiger Beweis für eine positive Lebenseinstellung.

Kontakt
E-Mail: hello@johannes-grasser.de
Wen: www.johannes-grasser.de

11.
Ausblick mit einem Hinweis
auf die Psychoneuroimmunologie

Als wir alle klein und schutzbedürftig waren, hatten wir dieses Urvertrauen zu unseren Eltern beziehungsweise zu denen Menschen, die uns großzogen. Wir waren hoffnungsvoll ausgeliefert, hatten aber auch keine Chance. Wir waren abhängig von dem Selbstwert, dem Selbstvertrauen und den Werten unserer Erzieher und Erzieherinnen, meistens Mutter, Vater, Großeltern und (Kinder-)Ärzte. Dieses Vertrauen schlummert noch immer tief in uns verwurzelt und kommt dann zum Vorschein, wenn wir krank oder verletzt sind. Der Onkel Doktor wird es schon richten. Je nachdem, wie unser Obrigkeitsdenken ausgeprägt ist und wie stark unser Selbstvertrauen entwickelt wurde, werden wir unserer selbst bewusst. Wir entwickeln oder entfalten eine Persönlichkeit, die mit dem Credo denkt und handelt: Mein Körper gehört mir. Und man nimmt nicht nur seine Gesundheit, sondern sein Leben in die eigene Hand.

Glück, Zufriedenheit, Erfolg im Business und Sport, in der Partnerschaft und in der Persönlichkeitsentwicklung hängen nicht unerheblich von der Gesundheit ab. Eine frühkindliche Prägung zu Eigenverantwortung, Aspekten der Gesundheit, wie Prävention und Selbstreflexion, sind der Nährboden für Glück und Erfolg. »Die Gesundheit fällt nicht einfach vom Himmel«, wie die neunjährige Meike schon instinktiv ausdrückte.

Angelika Steiger-Cöslin ist das strahlende Beispiel, dass Heilung möglich ist, Johnny Grasser das beeindruckende Statement einer optimistischen Lebenseinstellung, trotz einer Beeinträchtigung. Sie waren und sind sich ihrer selbst bewusst. Johnny wurde dank seines unermüdlichen Elternhauses darauf geprägt. Angelika hat im Rahmen ihrer Persönlichkeitsentwicklung erfahren: »Heilung erfahre ich nur durch mich selbst.« Mit einer solchen Haltung befeuern wir die noch recht junge medizinische Fachrichtung der Psychoneuroimmunologie. Sie ist das Symbol einer ganzheitlichen Medizin, in der das Immunsystem gleichberechtigt die gleiche Klaviatur bespielt wie die Seele und das Nervensystem. Hier zeigen sich die psychischen und physischen Auswirkungen einer optimistischen Lebenseinstellung. Sie stabilisiert dieses Netzwerk. Daraus entsteht Gesundheit.

Der Begriff »Psychoneuroimmunologie« reiht die für unsere Gesundheit so faszinierenden Kräfte des Menschen aneinander. Die Psyche (Psycho-), das Nervensystem (Neuro-) und das Immunsystem (Immunologie). Die Kernaussage besteht darin, dass alle Krankheiten psychische, geistige und körperliche Auswirkungen haben. Gutes für die Seele zu tun, heißt immer auch Gutes für sein Immunsystem zu tun. Selbstwert, Optimismus, schöne soziale Beziehungen »unterstützen den Geist und das Immunsystem und tragen zu einer hohen Widerstandskraft, der Resilienz, bei«, weiß die Wirtschaftsjournalistin Christina Berndt (Berndt 2023). Das Immunsystem arbeitet nämlich nicht vollkommen autark, wie man jahrzehntelang glaubte. Stattdessen reagiert es recht sensibel auf Reaktionen und Erfahrungen des Körpers und der Psyche. Die Psychosomatik wurde durch die Psychoneuroimmunologie sozusagen auf ein neues Level gesetzt. Man begann endlich zu verstehen, warum sich Freude, Trauer, Wut, Depression und Motivation auf den Körper und auf das Immunsystem auswirken können.

Es ist wichtig zu verstehen, dass wir das Immunsystem nicht stärken müssen. »Es arbeitet gut, wir sollten jedoch vermeiden, es durch unvernünftiges Verhalten zu schwächen«, so Carsten Watzl, Professor für Immunologie an der TU Dortmund (Berndt 2023). Sind wir indes glücklich, werden die T-Zellen des Immunsystems, die Abwehrzellen, die in der Thymusdrüse gebildet werden, angeregt.

Die Psychoneuroimmunologie zeigt uns deutlich auf: Es gibt keine psychische Krankheit ohne körperliches Leid und keine körperliche Krankheit ohne psychisches Leid.

Wenn wir dieses verinnerlichen, haben wir alle Möglichkeiten, an vielen Stellschrauben zu drehen, um umfassend ganzheitlich Gesundheit zu erfahren. Genau in diesem Moment kommunizieren wir auf Augenhöhe mit den Behandlern und sorgen im Teamwork für den größtmöglichen Erfolg.

Die Aufgabe der hoch spezialisierten und topausgebildeten Ärzteschaft ist dann wiederum der Aufbau einer tiefen und wahren Arzt-Patienten-Vertrauensbeziehung.

Ganz im Sinne des hippokratischen Eides, des Ehrenkodex der Ärzteschaft: »Ich schwöre, Apollon den Arzt und Asklepios und Hygieia und Panakeia und alle Götter und Göttinnen zu Zeugen anrufend, dass ich nach bestem Vermögen und Urteil diesen Eid und diese Verpflichtung erfüllen werde ... Meine Verordnungen werde ich treffen zu Nutz und Frommen der Kranken, nach bestem Vermögen und Urteil; ich werde sie bewahren vor Schaden und willkürlichem Unrecht ... Ich werde niemandem, auch nicht auf seine Bitte hin, ein tödliches Gift verabreichen oder auch nur dazu raten ... Was ich bei der Behandlung sehe oder höre oder auch außerhalb der Behandlung im Leben der Menschen, werde ich, soweit man es nicht ausplaudern darf, verschweigen und solches als ein Geheimnis betrachten. Wenn ich nun diesen Eid erfülle und nicht verletze, möge mir im Leben und in der Kunst Erfolg zuteilwerden und Ruhm bei allen Menschen bis in ewige Zeiten; wenn ich ihn übertrete und meineidig werde, das Gegenteil.«

In der offiziellen deutschen Übersetzung der Deklaration von Genf, autorisiert durch den deutschen Weltärztebund (Oktober 2017) wurde ergänzt: »Als Mitglied der ärztlichen Profession gelobe ich feierlich, mein Leben in den Dienst der Menschlichkeit zu stellen. Die Gesundheit und das Wohlergehen meiner Patientin oder meines Patienten wird mein oberstes Anliegen sein. Ich werde die Autonomie und die Würde meiner Patientin oder meines Patienten respektieren. Ich werde den höchsten Respekt vor menschlichem Leben wahren ...«

Ergänzt wurde der Eid also um die Autonomie des Menschen. Der Grundstein für ein funktionierendes Team Arzt – Patient wurde gelegt.

Ich wünsche Ihnen von Herzen vollständige Genesung, ganzheitliche Gesundheit, ein harmonisches und erfolgreiches Arzt-Patienten-Verhältnis und letztendlich natürlich Glück und Erfolg!

Literaturliste

Aachener Zeitung (2007): Ernährungsmediziner: Nur Mittelmeer-Kost wirkt lebensverlängernd. https://www.aachener-zeitung.de/ratgeber/gesundheit/ernaehrungsmediziner-nur-mittelmeer-kost-wirkt-lebensverlaengernd_aid-28009421. Abruf am 19. Dezember 2023.

Barmer Magazin für Unternehmen (2023): Nah dran – Mentale Gesundheit, Frank-Druck GmbH.

Herbert Benson (1997): Heilung durch Glaube. Die Beweise. Selbstheilung in der Medizin. Heyne, München.

Jörg Blech (2009): Heilung mit Bewegung. Wie Sie Krankheiten besiegen und Ihr Leben verlängern. Fischer, Frankfurt am Main.

Kristina Böhlke (2023): Vom Mindset zum Bodyset. Mit Körper-Biologik Emotionen selbstwirksam aktivieren und führen. BusinessVillage, Göttingen.

Bernhard Borgeest (2023): Die Magie der Freundlichkeit. In: Focus 14/2023. https://m.focus.de/magazin/archiv/titel-die-magie-der-freundlichkeit_id_189828685.html. Abruf am 18. Dezember 2023.

William Braud (2003): Distance Mental Influence. Its Contributions to Science, Healing, and Human Interactions. Hampton Roads Publishing Company, Newburyport, Massachusett, USA.

Rhonda Byrne (2007): The Secret. Das Geheimnis. Goldmann, München.

Dale Carnegi (1998): Sorge dich nicht – lebe! Fischer, Frankfurt am Main.

Walter Csmarich (2014): Der »gesunde« Selbstwert. Masterarbeit an der Karl-Franzens-Universität Graz. https://www.researchgate.net/publication/285582957_Der_gesunde_Selbstwert_Der_Selbstwert_als_gesundheitsprotektiver_Faktor_in_den_drei_Modellen_Salutogenese_Resilienz_und_Selbstwirksamkeit_Self-esteem_as_a_health-protective_factor_in_the_models_of_sal. Abruf am 18. Dezember 2023.

Rüdiger Dahlke, Thorwald Detlefsen (2008): Krankheit als Weg. Deutung und Be-Deutung der Krankheitsbilder. Bassermann, München.

Richard Davidson, Sharon Begley (2016): Warum regst du dich so auf? Wie die Gehirnstruktur unsere Emotionen bestimmt. Goldmann, München.

John Diamond (2019): Die heilende Kraft der Emotionen. Verlag für angewandte Kinesiologie, Kirchzarten.

Rolf Dobelli (2021): Die Kunst des guten Lebens. 52 überraschende Wege zum Glück! Piper, München.

Norman Doidge (2017): Neustart im Kopf. Wie sich unser Gehirn selbst repariert. Campus, Frankfurt am Main.

Norman Doidge (2015): Wie das Gehirn heilt. Neueste Erkenntnisse aus der Neurowissenschaft. Campus, Frankfurt am Main.

Kevin Dutton (2011): Gehirnflüsterer. Die Fähigkeit, andere zu beeinflussen. dtv, München.

forschung-und-lehre.de (2019): Optimisten haben eine höhere Lebenserwartung. https://www.forschung-und-lehre.de/forschung/optimisten-haben-eine-hoehere-lebenserwartung-2074. Abruf am 19. Dezember 2023.

Pierre Franckh (2008): Das Gesetz der Resonanz. Koha, Dorfen.

Nikola Fritze (2020): Motivier dich selbst. Sonst machts keiner! BusinessVillage, Göttingen.

Christiane Gelitz (2022): Gesundes Essen kann das Leben um viele Jahre verlängern. https://www.spektrum.de/news/wie-die-ernaehrung-die-lebenserwartung-beeinflusst/1993408. Abruf am 19. Dezember 2023.

Helmut Gohlke (2019): Fit ins Frühjahr mit der herzgesunden Mittelmeerküche. In: Zeitschrift der Deutschen Herzstiftung. https://herzstiftung.de/service-und-aktuelles/presse/pressemitteilungen/archiv/fit-ins-fruehjahr-mit-der. Abruf am 18. Dezember 2023.

Helmut Gohlke (2017): Länger leben durch Mittelmeerküche. Traum oder Wirklichkeit? https://herzstiftung.de/system/files/2020-06/SD38-Laenger-leben-durch-2017.pdf. Abruf am 19. Dezember 2023.

Julia Haase (2017): So wirkt sich positives Denken auf den Körper aus. https://www.welt.de/kmpkt/article163290186/So-wirkt-sich-positives-Denken-auf-den-Koerper-aus.html, Abruf am 19. Dezember 2023.

Irene Habich (2022): Ganz und gar mit der Rolle verschmolzen: Was macht Method-Acting mit der Psyche? https://www.rnd.de/wissen/method-acting-wie-gefaehrlich-ist-das-fuer-die-psyche-HKFS66QOPNDOZEVD34AV4DDBMQ.html. Abruf am 19. Dezember 2023.

John Hasted (1981): The Metal-benders. Routledge, London, UK.

Thorsten Havener (2009): Ich weiß, was du denkst. Das Geheimnis, Gedanken zu lesen. rororo, Hamburg.

Burkhard Heidenberger (2022): Impuls und Tipps. https://www.zeitblueten.com. Abruf am 29. Januar 2023.

Beate Helm (2018): Warum ärgern wir uns so häufig – was passiert im Körper? https://www.apomio.de/blog/artikel/warum-argern-wir-uns-so-haufig-was-passiert-im-korper. Abruf am 19. Dezember 2023.

Christian Heinrich (2013): Optimismus als Überlebensstrategie. https://www.spiegel.de/gesundheit/psychologie/optimismus-positive-gedanken-koennen-das-leben-staerken-a-901042.html. Abruf am 19. Dezember 2023.

Matthias Herzog (2011): Lebe motiviert. Mit Spaß zu mehr Gesundheit und Erfolg. Haufe-Verlag, Freiburg.

Friedrich Hoffmann (1695): Fundamenta Medicinae. https://books.google.com.
sv/books?id=3AQHAAAAcAAJ&printsec=frontcover#v=onepage&q&f=false. Abruf am
19. Dezember 2023.

Gerald Hüther (2020): Begeisterung ist Dünger fürs Gehirn. https://kulturwandel.
org/inspiration/interviews-und-texte/begeisterung-ist-dunger-furs-gehirn. Abruf
am 18. Dezember 2023.

Gerald Hüther (2013): Was wir sind und was wir sein könnten. Ein neurobiologischer
Mutmacher. Fischer, Frankfurt am Main.

Holger Jungandreas (2023): Optimal optimistisch. Irgendwas geht immer.
BusinessVillage, Göttingen.

Holger Jungandreas (2019): Sanftes Bewegen bei Fibromyalgie. Ein Leitfaden für
Übungsleiter und Betroffene. BoD, Norderstedt.

Holger Jungandreas, Christine Münzer (2010): Der Schlüssel zum Glück liegt in dir
selbst. ASUG Mühlhausen.

Daniel Kahnemann (2011): Schnelles Denken, langsames Denken. Verlagsgruppe
Radom House, München.

Elise Kalokerinos (2023): Reappraisal but not suppression downregulates the expe-
rience of positive and negative emotion. In: APA PsycNet.

Erich Kleinfelder (1991): Sport und Gesundheit. In: Zeitschrift der Pädagogischen
Hochschule Freiburg. Franz Weis, Freiburg.

Klemens Kuby (2010): Heilung. Das Wunder in uns. Kösel, München.

Klemens Kuby (2010): Mental healing. Das Geheimnis der Selbstheilung. Kösel,
München.

Stephan Landsiedel (2002): Way up. Den eigenen Traum leben. BoD, Norderstedt.

Lewina Lee, Laura Kupczansky (2019): Optimism is associated with exceptional lon-
gevity in two epidemiologic cohorts of men and women. In: PNAS.

Eva Lermer (2019): Positive Psychologie. utb, Bremen.

Bruce Lipton (2012): Intelligente Zellen. Wie Erfahrungen unsere Gene steuern.
Koha, Dorfen.

Dani Nieth (2019): Jammern gefährdet Ihre Gesundheit. Frustfrei in sieben Tagen. https://books.google.de/books?hl=de&lr=&id=FijYDwAAQ-
BAJ&oi=fnd&pg=PA1&dq=negative+Lebenseinstellung+und+Gesundheit&ots=4Og-
0MIAvqJ&sig=Mvd_22gNBjhJUbwmys7XU9yuz60#v=onepage&q=negative%20
Lebenseinstellung%20und%20Gesundheit&f=false. Abruf am 19. Dezember 2023.

Lynn McTaggert (2008): Intention. Mit Gedankenkraft die Welt verändern. Vak,
Kirchzarten.

Katja Michalek (2018): Nichts ist zu schwer für den, der spinnt. Stärken Sie Ihre Resilienz und werden Sie erfolgreich und glücklich. Punktlandung-Verlag, Essen.

Bernhard Moestl (2008): Shaolin. Du musst nicht kämpfen, um zu siegen. Droemer Knaur, München.

Bärbel Mohr (2001): Nutze die täglichen Wunder. Was das Unbewusste alles mehr weiß und kann als der Verstand. Koha, Dorfen.

Bärbel Mohr (2000): Der kosmische Bestellservice. Eine Anleitung zur Reaktivierung von Wundern. Omega, Aachen.

Clemens Maria Mohr (2005): Aktiviere Deine Kraft. Das Grundlagen-Programm zu Glück und Erfolg. BoD, Norderstedt.

Clemens Maria Mohr (2005): Die Mohr-Methode. Ihr persönliches Grundlagenprogramm zu privatem Glück und beruflichen Erfolg. Koha, Dorfen.

Judith J. T. Moskowitz (2011): Coping interventions and the regulation of positive affect. In: APA PsycNet, Washington DC, USA.

Joseph Murphy (2002): Die Macht des Unterbewusstseins. Das Original. Ariston, München.

Michael Neill (2009): Supercoach. 10 Secrets to Transform Anyone's Life. Hay House, Carlsbad, Kalifornien, USA.

Rene Peoc'h, (2002): Psychokinesis experiments with human and animal subjects upon a robot moving at random. In: Gale Academic Onefile, Farmington Hills, USA.

Vera Pfeiffer (2004): Positives Denken. Was Sie schon immer wussten, aber sich nicht trauten, in die Tat umzusetzen. Das Positiv-Training. Midena-Verlag, München.

Privatpatient.at (2019): Wissenschaft bestätigt: Wer positiv denkt, lebt länger. https://www.privatpatient.at/tipps-infos/l/blog/wissenschaft-bestaetigt-wer-positiv-denkt-lebt-laenger. Abruf am 19. Dezember 2023.

Heidi Prochaska: Vom Säen und ernten. https://www.aendere-dich.de. Abruf am 18. Dezember 2023.

Quarks.de (2019): So früh beginnen wir zu altern. https://www.quarks.de/gesundheit/medizin/so-frueh-beginnen-wir-zu-altern. Abruf am 19. Dezember 2023.

Udo Rabast (2023): Gesunder Lebensstil. Was schadet uns, was tut uns gut? Springer, Heidelberg.

Lissa Rankin (2014): Mind Over Medicine. Scientific Proof That You Can Heal Yourself. Verlagsgruppe Random House, München.

James Redfield (2004): Die Prophezeiungen von Celestine. Ein Abenteuer. Das spirituelle Kultbuch. Ullstein, Berlin.

Christopher Reeve (1999): Immer noch Ich. Schneekluth, München.

Carina Rehberg (2023): Positives Denken schützt Sie! https://www.zentrum-der-gesundheit.de/bibliothek/ratgeber/lebenshilfe/positives-denken. Abruf am 19. Dezember 2023.

Milton I. Roemer (1982): An introduction to the US health care system. Springer, New York.

Gabriele Rother, Robert Rother (2007): Klopf-Akupressur. Schnelle Selbsthilfe mit EFT. Gräfe und Unzer, München.

Christel Salewsky, Manja Vollmann (2016): Gesundheitspsychologische Modelle zu Stress, Stressbewältigung und Prävention. Gesundheitsförderung. docplayer.org. Abruf am 18. Dezember 2023.

Christel Salewski, Manja Vollmann (2011): Optimismus und gesunde Lebensführung. https://kops.uni-konstanz.de/server/api/core/bitstreams/dc846cf6-eb54-4e9e-9816-46c924187efd/content. Abruf am 19. Dezember 2023.

Wendy Schlessel Harpham (1994): After Cancer. A Guide to Your New Life. W. W. Norton & Company, New York, USA.

Martina M. Schuster (2019): Galton's Walk, der Pygmalion Effekt und die Macht deiner Gedanken. https://www.conaquila.de/2019/04/26/galton-s-walk-der-pygmalion-effekt-und-die-macht-deiner-gedanken. Abruf am 30. Januar 2024.

Ralf Schwarzer (2004): Psychologie des Gesundheitsverhaltens. Einführung in die Gesundheitspsychologie. Hogrefe, Göttingen.

Martin E. P. Seligman (2005): Der Glücks-Faktor. Warum Optimisten länger leben. Bastei Lübbe, Köln.

Hans Selye (1978): The Stress Of Life. Mcgraw-Hill, New York, USA.

7JahreLänger.de (2019): So bin ich eben – nicht! https://www.7jahrelaenger.de/7jl/magazin/so-bin-ich-eben-nicht--55000. Abruf am 19. Dezember 2023.

Cornel C. Sieber (2017): Ist Alter eine Komorbidität? https://www.thieme-connect.de/products/ejournals/abstract/10.1055/s-0042-109861?cooperation=ommHY2aU-J56y4HLbvrq7PC9X9tZxgWODqwdzrCgN. Abruf am 19. Dezember 2023.

Steven M. Southwick, Dennis Charney (2023): The Science of Mastering Life's Greatest Challenges. Cambridge University Press, Cambridge, UK.

Jörg Spitz (2011): Superhormon Vitamin D. So aktivieren Sie Ihren Schutzschild gegen chronische Erkrankungen. Gräfe und Unzer, München.

Michael Spitzbart (2000): Fit forever. 3 Säulen für Ihre Leistungsfähigkeit. WESSP-Verlag, Heroldsberg.

Elisabeth Targ (1998): A randomized double-blind study of the effect of distant healing in a population with advanced AIDS. Report of a small scale study. https://www.ncbi.nlm.nih.gov/pmc/articles/PMC1305403, Abruf am 19. Dezember 2023.

Kurt Tepperwein (2001): Kraftquelle Mental Training. Die umfassende Methode, das Leben selbst zu gestalten. Ariston, München.

K. B. Thomas (1987): General practice consultations. Is there any point in being positive? https://pubmed.ncbi.nlm.nih.gov/3109581. Abruf am 19. Dezember 2023.

Monika Treppte (2009): Coaching mit Alien. Iyooti-Verlag, Füssen.

Christian Uhle (2022): Wozu das alles? Eine philosophische Reise zum Sinn des Lebens. Fischer, Frankfurt am Main.

Nicole Waschke (2001): Positives Denken beschleunigt die Genesung. https://www.wissenschaft.de/erde-umwelt/positives-denken-beschleunigt-die-genesung. Abruf am 19. Dezember 2023.

Richard Wiseman (2014): Machen, nicht denken. Die radikal einfache Idee, die Ihr Leben verändert. Fischer, Frankfurt am Main. https://www.sinndeslebens24.de/richard-wiseman-machen-nicht-denken-die-radikal-einfache-idee-die-ihr-leben-veraendert. Abruf am 19. Dezember 2023.

Andrej Zeyfang, Michael Denkinger, Ulrich Hagg-Grün (2017): Basiswissen Medizin des Alterns und des alten Menschen. Springer, Heidelberg.

Optimal optimistisch

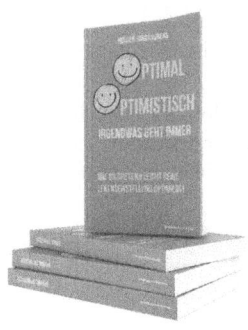

Holger Jungandreas
Optimal optimistisch
Irgendwas geht immer
1. Auflage 2023

180 Seiten; Broschur; 17,95 Euro
ISBN 978-3-86980-681-5; Art.-Nr.: 1163

Keine Ausrede, irgendwas geht immer!

Eine positive, zuversichtliche Einstellung zum Leben ist erlernbar. Sie ist der Motor für ein gesundes, zufriedenes und letztlich erfolgreiches Leben. Doch wie gelangst du zu einer positiven Lebenseinstellung?

Den Weg dorthin beschreibt der Mental Coach Holger Jungandreas in seinem neuen Buch. Im Zentrum der Aufmerksamkeit steht dabei die Neuroplastizität – die Fähigkeit, auch eingetretene Denkpfade zu verlassen und über Jahre eingeprägtes Verhalten zu verändern.

Denn unsere innere Einstellung lässt sich wie ein Muskel trainieren. Mit einem zielgerichteten, mentalen Training kannst du dein Mindset zum Positiven zu verändern.

Reiße das Ruder herum und bleibe auch in Krisenzeiten zuversichtlich. Jetzt, denn Pessimismus ist heilbar!

Radikales Selbstvertrauen

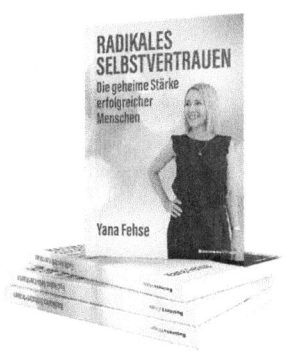

Yana Fehse
Radikales Selbstvertrauen
Die geheime Stärke erfolgreicher Menschen
1. Auflage 2023

220 Seiten; Broschur; 24,95 Euro
ISBN 978-3-86980-669-3; Art.-Nr.: 1155

Weder Wissen noch außerordentliche Fähigkeiten reichen aus, um erfolgreich zu sein. Dafür bedarf es noch einer besonderen Zutat: Selbstvertrauen – und zwar möglichst viel davon!

Leider mangelt es vielen von uns an einem gesunden Selbstvertrauen. Der Grund sind Selbstzweifel. Sie machen uns kleiner, als wir sind, sie lassen uns permanent unter unseren Möglichkeiten bleiben und hemmen unsere Weiterentwicklung.

Niemand kommt mit einem starken oder schwachen Selbstvertrauen auf die Welt. Vielmehr ist es das Resultat von Lernerfahrungen und Vorbildverhalten. Doch jeder von uns kann umlernen! Unser Gehirn ist in der Lage, neue neuronale Netzwerke zu bilden. Es ist wissenschaftlich bewiesen, dass sich sogar unsere Gehirnstrukturen verändern, wenn wir mehr an uns glauben und unser Selbstvertrauen stärken.

Yana Fehses Buch hilft dir, zu verstehen, dass wirklich jeder in der Lage ist, ein unerschütterliches Selbstvertrauen aufzubauen und seine Selbstzweifel in den Griff zu bekommen. Durch die Entlarvung von Selbstsabotage-Mustern und mit praxiserprobten Schritten kann dieses Ziel von jedem erreicht werden.

Leben und Lernen mit Köpfchen

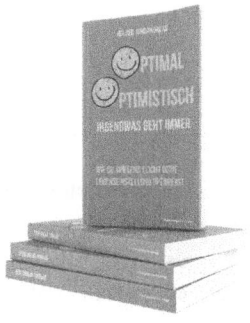

Michael Kühl-Lenjer
Leben und Lernen mit Köpfchen
Potenzial nutzen, Leichtigkeit gewinnen! Eine
Gebrauchsanleitung fürs Gehirn
1. Auflage 2024

220 Seiten; Broschur; 22,95 Euro
ISBN 978-3-86980-744-7; Art.-Nr.: 1171

Alles beginnt im Kopf. Unser menschliches Gehirn ist das wunderbarste und komplexeste Organ. Ob im Alltag, im Beruf oder beim Lernen – es ist unverzichtbar. Dennoch wissen wir viel zu wenig über die Möglichkeiten, die uns innewohnen.

Das neue Buch von Michael Kühl-Lenjer liefert eine Gebrauchsanleitung fürs Gehirn und gibt faszinierende Einblicke in die Arbeitsweise. Es illustriert, wie wir pessimistische Denkweise überwinden, den mentalen Akku aufladen, wie wir Körper und Geist fit halten und so konzentriert und gehirnfreundlich unsere eigene Zukunft gestalten.

Vom Mindset zum Bodyset

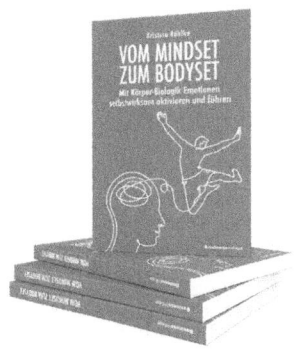

Kristina Böhlke
Vom Mindset zum Bodyset
Mit Körper-Biologik Emotionen
selbstwirksam aktivieren und führen
1. Auflage 2023

250 Seiten; Broschur; 34,95 Euro
ISBN 978-3-86980-709-6; Art.-Nr.: 1172

Emotionen sind die Sprache des Lebens. Sie haben uns schon handeln und entscheiden lassen, bevor es Worte gab. Empathie, Intuition, Körpersprache und Mimik sind die Voraussetzung für ein gutes Zusammenleben in der Gruppe.

Doch nutzen wir unsere Potenziale im Business, im Coaching, in wichtigen Situationen ausreichend? Wie also küssen wir diese Fähigkeiten wieder wach?

Antworten liefert Kristina Böhlkes neues Buch. Es ist eine Gebrauchsanweisung für den eigenen Körper, für unsere angeborenen Kommunikationsfähigkeiten und führt uns zu emotionalem Selbstvertrauen. In Kontakt mit den natürlichen emphatischen Fähigkeiten zu sein, den eigenen Wahrnehmungen vertrauen, um auf dieser Basis schnell und sicher handeln und reagieren zu können – das ist emotionale Agilität.

»Bodyset statt Mindset« steht dafür, dass wir unsere emotionale Agilität und unsere Intuition wieder bewusst nutzen lernen und zwar mit dem Körper als Ressource – denn der Kopf ist schon ausgelastet genug. Wer den Körper und seine Energien bewusst führen kann, spart Energie und schafft Vertrauen durch authentisches Auftreten. Mit den Möglichkeiten der Körper-Biologik setzt du die Dinge im Wortsinne in Bewegung- zum Beispiel im Coaching, im Consulting, im Führungsalltag oder vor Publikum.